SI HAS PENSADO «¿EN SERIO ES TAN BONITO COMO SUENA?», TE ANIMO A SEGUIR LEYENDO.

DR. SATORU YAMADA

LA FATIGA POR AZÚCAR

DESCUBRE POR QUÉ LOS PICOS DE GLUCOSA SON LA VERDADERA CAUSA DEL CANSANCIO Y EL ENVEJECIMIENTO

Traducción de Silvia Gummà Ros
y Eva Ruano Maroto

NEKO BOOKS

Título original: 糖質疲労

Primera edición: octubre de 2025

NEKO BOOKS es un sello editorial de Editorial Planeta, S. A.
Avda. Diagonal, 662-664, 08034 Barcelona (España)
www.nekobooks.es
www.planetadelibros.com

ISBN: 978-84-10427-21-1
Fotocomposición: Realización Planeta
Depósito legal: B. 16.397-2025

Impreso en España – *Printed in Spain*

PEFC Certificado
Este libro procede de bosques gestionados de forma sostenible
PEFC
PEFC/14-38-00305
www.pefc.es

SUMARIO

INTRODUCCIÓN

LA FATIGA POR AZÚCAR PONE EN RIESGO TANTO EL RENDIMIENTO DE HOY COMO LA SALUD DEL FUTURO

La somnolencia y el agotamiento después de comer pueden deberse a la fatiga por azúcar

Quizá sea la primera vez que lees el término **«fatiga por azúcar»**. Se me ocurrió después de hablar con deportistas y empresarios, y darme cuenta de que es un problema que aumenta de manera silenciosa, pero constante, en nuestra sociedad. Por eso es normal que no te suene.

He escrito muchos libros, pero es la primera vez que trato la fatiga por azúcar.

¿Qué es la fatiga por azúcar? Es un problema que nos toca a todos muy de cerca, pero, curiosamente, nadie cree que le afecte directamente.

«A todo el mundo le entra sueño después de comer» o «Es que llevo cansancio acumulado» son frases que solemos oír y a las que no prestamos mucha atención.

Pero, si después de comer sientes somnolencia o cansancio o, si a pesar de haber comido suficiente, vuelves a tener hambre enseguida, o si pierdes la con-

centración, te enfadas fácilmente o sientes pesadez detrás del cuello, entonces es muy probable que sufras fatiga por azúcar.

Lo cierto es que muchas personas afirman que su rendimiento disminuye después de comer. Por eso, y para que este problema sea más fácil de entender, he bautizado estos síntomas como «fatiga por azúcar».

Espero que, al leer este libro, comprendas que la fatiga por azúcar no solo afecta al rendimiento diario, sino que también puede provocar problemas de salud a largo plazo. Quiero transmitirte la seguridad de que, con un poco de información y unos cuantos ajustes en la dieta, se puede mejorar.

Por otro lado, seguro que mucha gente duda de si lo que sufre es o no fatiga por azúcar. Si es tu caso, no te preocupes. Hoy en día, se puede comprobar en la farmacia por poco dinero. En todo caso, en el libro te explicaré también cómo hacerlo por tu cuenta.

La hiperglucemia postprandial y los picos de glucosa provocan fatiga por azúcar

¿Sabes qué significan los términos «hiperglucemia postprandial» y «picos de glucosa»? Con hiperglucemia postprandial, como el propio término indica, nos referimos a niveles elevados de glucosa en sangre después de comer (cuyos valores normales están por debajo de los 140 mg/dl). Los niveles de glucosa que se miden habitualmente en las revisiones médicas son en ayunas (cuyos valores normales están por debajo de los 110 mg/dl).

Después de una comida, todo el mundo experimenta cierto aumento en los niveles de glucosa. Sin embargo, si la subida es demasiado pronunciada, se denomina «hiperglucemia postprandial».

Se considera que una hiperglucemia en ayunas es anormal cuando supera los 110 mg/dl. Sin embargo, se sabe que la hiperglucemia postprandial puede aparecer diez años antes de que se manifieste la hiperglucemia en ayunas.

Después de la hiperglucemia postprandial, se produce una bajada brusca de los niveles de glucosa en sangre por la secreción tardía de una hormona llamada insulina, que funciona como una especie de freno de emergencia. Este aumento repentino seguido de un descenso drástico de glucosa se conoce como «pico de glucosa». La hiperglucemia postprandial es la causante de estas fluctuaciones de glucosa en la sangre, es decir, de los picos de glucosa.

Lo que quiero que entiendas es que esta afección que he bautizado como «fatiga por azúcar» aparece por culpa de la hiperglucemia postprandial y los picos de glucosa.

Obviamente, la somnolencia o el agotamiento después de comer también pueden deberse a problemas generales, como la falta de sueño o el exceso de trabajo, así como a otras enfermedades, como la apnea del sueño. Con esto quiero decir que, si te encuentras mal después de comer, no tiene por qué ser por culpa de una fatiga por azúcar. La fatiga por azúcar es el malestar que se experimenta después de comer debido a la hiperglucemia postprandial y a los picos de glucosa.

En las revisiones médicas solo se mide la glucosa en sangre en ayunas, por lo que las personas sanas rara vez tienen la posibilidad de saber si padecen hiperglucemia postprandial o picos de glucosa. Sin embargo, este fenómeno pone en riesgo tanto el rendimiento de hoy como la salud del futuro.

Además, para mi sorpresa, **muchas personas que hacen deporte regularmente, incluso deportistas profesionales, también sufren de hiperglucemia postprandial**.

Ciertas prácticas o hábitos de salud pueden anular los efectos de los entrenamientos y provocar hiperglucemia postprandial y picos de glucosa.

¡¿Menos de diez años para enfermar?!

Como decíamos, **la hiperglucemia postprandial puede darse unos diez años antes de que aparezca la hiperglucemia en ayunas**. La fatiga por azúcar es un síntoma subjetivo de la hiperglucemia postprandial y del posterior descenso de la glucosa (es decir, de los picos de glucosa). Por eso, la fatiga por azúcar puede aparecer unos diez años antes de que haya cualquier anomalía en las revisiones médicas.

La fatiga por azúcar aún no se considera una enfermedad y no hay una necesidad inmediata de tomar fármacos para controlarla. Sin embargo, si no se trata, puede provocar un efecto dominó y llevar a la persona a sufrir diabetes, obesidad, hipertensión y dislipidemia.

Este ciclo negativo empieza con la fatiga por azúcar, pero hay un momento en el que se vuelve totalmente irreversible. Como los músculos y las células del cuerpo tienen memoria metabólica, llega un punto en el que son ya incapaces de recuperarse del todo. No obstante, cuando se está en la etapa de fatiga por azúcar, la situación aún es reversible.

Si notas que con treinta o cuarenta años tenías energía por las tardes, pero que desde que superaste los cuarenta o cincuenta eres presa de la somnolencia después de las comidas, te recomiendo que compruebes si padeces fatiga por azúcar. Si es así, te animo a hacer algunos ajustes en tu vida.

Como decíamos, la hiperglucemia en ayunas aparece en las revisiones unos diez años después de haber empezado a padecer hiperglucemia postprandial. Sin embargo, **al haber fatiga por azúcar, el efecto dominó ya ha empezado y la cuenta atrás hasta la caída de todas las piezas no llega a los diez años**. Al existir este riesgo, es importante tomar medidas cuanto antes. ¿Ves lo importante que es actuar ya?

Una alimentación simple y buena para eliminar la fatiga por azúcar

Mi propuesta para eliminar la fatiga por azúcar es muy simple: **cambiar la manera de comer**.

Al modificar este hábito, deberías empezar a ver una mejora a partir de la segunda comida. Algunas personas pueden tardar un poco más y empezar a notar mejoras, como cambios de peso o de circunferencia abdominal, alrededor del primer mes.

Como resultado de este cambio, las piezas del dominó dejarán de caer.

Y, como la fatiga por azúcar es reversible, es posible volver incluso a la etapa anterior.

Esta manera de comer no es difícil.

Las dietas más habituales, como las de restricción calórica o comer solo hasta llenar el 80 % del estómago, son difíciles de poner en práctica y mantener a largo plazo. Yo he experimentado en primera persona el efecto rebote después de intentar seguir estas dos dietas. Seguramente por eso mucha gente cree que mantener un estilo de alimentación saludable es muy difícil.

Sin embargo, **la manera de comer que yo propongo se basa en reducir los carbohidratos, comer suficientes grasas y proteínas hasta saciarse y prestar atención al orden en el que comemos las cosas. Es un método sencillo, saciante y totalmente posible de seguir.**

Esta manera de comer se conoce como «*low carb*».

Hablaré de ella en las partes 2 y 3, donde explicaré también su base científica.

Una manera de comer basada en evidencias científicas derivadas de la medicina más actual

La *low carb* es una manera de comer tan buena y divertida que muchos se preguntan «¿en serio es tan bonito como suena?». La respuesta es sí.

- Se pueden comer cosas deliciosas, sin estrés y hasta saciarse.
- Así, es posible acercarse al peso y a la figura de los años de juventud.
- Se sigue con ingredientes fáciles de encontrar en cualquier supermercado.
- Tiene beneficios para toda la familia.

Más adelante comentaré estos beneficios. Sin embargo, antes me gustaría que entendieras que no todos los estudios científicos tienen la misma credibilidad. Es decir, hay que ver si el estudio en cuestión tiene una relación causa-efecto demostrable.

Este libro se basa en evidencias científicas. Es importante entender que, **aunque hable de fundamentos científicos, la fiabilidad de los estudios varía en función de la evidencia demostrada**.

El nivel más alto lo ofrecen los ensayos clínicos aleatorizados controlados. A continuación irían los estudios observacionales, los ensayos clínicos no aleatorizados y los informes de casos.

Por debajo de esos niveles están los ensayos con animales o experimentos clínicos a nivel molecular. Sin embargo, no se pueden tomar decisiones sobre la dieta de un ser humano a partir de ensayos con animales o experimentos a nivel molecular. Del mismo modo, existen distintos niveles de evidencia en estudios clínicos hechos en humanos.

No entraré en detalle sobre cada uno, pero lo importante es que, aunque en internet encontremos fuentes que dicen estar basadas en evidencias científicas, en realidad pueden ser evidencias de nivel bajo. Los únicos estudios que comprueban la relación causa-efecto son los ensayos clínicos aleatorizados controlados.

En este libro intento basarme siempre en ensayos clínicos aleatorizados cuando los hay. Si no existen, dejo constancia de que la información proviene de estudios observacionales, ensayos con animales u otro tipo de investigaciones. Te pido que tengas en cuenta estos niveles de evidencia.

Algunos profesionales de la salud han difundido información sin hacerlo, lo cual me parece engañoso. Es importante que puedas juzgar el nivel de evidencia de lo que estás leyendo.

Podríamos llamar «formación» a la capacidad de juzgar la fiabilidad de la información. Así pues, te animo a mejorar tu formación médica para no dejarte engañar por información poco fiable. Mi objetivo con este libro es que entiendas el concepto de «fatiga por azúcar».

Para concluir la introducción, me gustaría terminar con la definición de este término.

¡Elimina la fatiga por azúcar de tu vida para disfrutar de una existencia plena, tanto física como mentalmente, mientras te aseguras un futuro sano!

¿Qué es la fatiga por azúcar?

Debido a la hiperglucemia postprandial y a los picos de glucosa, una persona puede:

- Sentir somnolencia o agotamiento después de comer, tener hambre poco después de haber comido una cantidad razonable o notar falta de concentración e irritabilidad.
- No ser consciente de tener estos síntomas, pero recibir comentarios al respecto por parte de las personas de su entorno.
- Medir sus niveles de glucosa en sangre después de una ingesta y que estos superen los 140 mg/dl.

PARTE I

¿LOS HÁBITOS SUPUESTAMENTE SALUDABLES PROVOCAN FATIGA POR AZÚCAR?

CAPÍTULO 1

LOS HÁBITOS MATUTINOS CONSIDERADOS SALUDABLES ¿REALMENTE LO SON?

¡Es el momento de replantearse esas costumbres!

En mayo de 2023, la Organización Mundial de la Salud (OMS) declaró el fin de la emergencia sanitaria causada por el nuevo coronavirus (COVID-19). Aunque el número de casos graves ha disminuido, lamentablemente todavía hay personas que contraen esta enfermedad. Desde entonces y durante estos últimos años, hemos recordado lo importante que es gozar de una buena salud.

Entre las personas con más riesgo de desarrollar síntomas graves de COVID-19 están los pacientes con inmunosupresión y los diabéticos. Como diabetólogo, me suelen preguntar **por qué la hiperglucemia es un factor de riesgo**.

Aunque aún se desconoce el mecanismo exacto, es bien sabido que la hiperglucemia en la sangre deteriora el sistema inmunitario. Como explicación parcial del mecanismo, la hiperglucemia aumenta la expresión de los puntos de control inmunitarios, **partes del sistema in-**

munitario que funcionan como puestos de control para decidir si este debe atacar o no (el profesor Tasuku Honjo ganó el Premio Nobel por descubrirlos), lo que se traduce en un adormecimiento de la respuesta inmunitaria.

Me gustaría aprovechar esta oportunidad para invitar a todas las personas conscientes de padecer fatiga por azúcar a reflexionar sobre qué significa llevar un estilo de vida realmente saludable y a tomar conciencia del peligro que suponen las fluctuaciones de glucosa en sangre.

En esta primera parte describiré un estilo de vida bastante lamentable, por decirlo de alguna manera. Utilízalo para comprobar si tu sistema inmunitario no está actuando correctamente debido a una hiperglucemia postprandial o, dicho de otra forma, a la fatiga por azúcar.

Comer fruta en el desayuno es una mala costumbre

Seguro que has oído alguna vez eso de que «una manzana por la mañana es cosa sana» y es posible que muchas personas tengan la costumbre de comer fruta en el desayuno o hacerse *smoothies* con frutas o zumos frescos y coloridos para cuidar su salud.

Sin embargo, no se recomienda desayunar así para prevenir la hiperglucemia postprandial y los picos de glucosa.

El problema es que la fruta es rica en fructosa y

otros azúcares. Es cierto que también es una buena fuente de vitaminas y fibra, pero estos nutrientes también pueden obtenerse de las verduras. La indicación de «X%de azúcar» se usa a menudo para señalar el buen sabor del producto, pero en realidad significa que, en cada 100 g de fruta, hay X gramos de azúcar.

La fructosa, que se encuentra abundantemente en las frutas, se convierte en triglicéridos, lo que facilita el desarrollo de obesidad e hígado graso.[1] Además, se ha informado de que debilita la acción de la hormona que reduce el nivel de glucosa en sangre: la insulina.[2] A largo plazo, una dieta rica en fruta con elevadas concentraciones de fructosa supone un riesgo de sufrir hígado graso, dislipidemia y diabetes.

Según el profesor Lustig, de la Universidad de California, cuando la fructosa entra en el cuerpo, solo puede procesarse en el hígado. Entre un 10 y un 20% se convierte en glucosa, mientras que el 80 o 90% restante se procesa como fructosa. Si no se utiliza del todo, se transforma en triglicéridos y se libera en la sangre (dislipidemia) o se acumula en el hígado (hígado graso). Al cabo de unos meses, la segregación de glucosa elevará los niveles de glucosa en sangre.[3]

Sin embargo, cuando se miden los niveles de glucosa en sangre después de comer, se mide la concentración de glucosa, no la de fructosa. Por lo tanto, no se observa un aumento significativo de los niveles de glucosa, solo la que se produce a partir de entre un 10 y un 20% de la fructosa consumida. Por eso, se suele de-

cir que las frutas que contienen grandes cantidades de fructosa son alimentos que no elevan mucho los niveles de glucosa en sangre o, como ya explicaré más adelante, alimentos con bajo índice glucémico, o bajo IG.

Se trata de un fenómeno a corto plazo que, con el tiempo, no solo puede causar hiperglucemia, sino también dislipidemia e hígado graso. Por eso, no se puede decir que desayunar fruta sea una costumbre del todo saludable. La percepción de que la fruta es sinónimo de salud probablemente se debe a la falta de vitaminas que hubo en el pasado. Pero, hoy en día, consumir fruta en exceso no es «cosa sana», sino más bien algo poco saludable.

Además, la fructosa tiende más que la glucosa a provocar una reacción de glicación, como explicaré más adelante, y se cree que puede generar más problemas de salud, como enfermedades cardíacas, que otros carbohidratos como la glucosa o el almidón.[4]

Hoy en día, cada vez hay más gente que padece de hígado graso no alcohólico. No solo personas de mediana edad y ancianas, sino también mujeres jóvenes. Y, personalmente, creo que la causa principal es la fructosa. En programas de televisión, suelo ver a gente en bufés comiendo una gran cantidad de pasteles y con los platos llenos de fruta. Sin embargo, la fructosa de la fruta es tan peligrosa como la glucosa de los pasteles.

Además, debido a los biorritmos, los niveles de glucosa en sangre suelen aumentar durante las primeras horas de la mañana. La moda de comer algo dulce por la mañana es una práctica que incrementa el azúcar en el cuerpo en un momento en el que los niveles de glucosa ya tienden a subir. Para evitar un aumento brusco de glucosa, es recomendable que el desayuno, más que cualquier otra comida, **sea bajo en carbohidratos y rico en proteínas y grasas**.

Ahora bien, no es necesario prohibir el consumo de fruta en su totalidad. Como ya he mencionado al principio, y más adelante comentaré con más detalle, existe la dieta baja en carbohidratos, conocida como «*low carb*», con la que se limita su ingesta a pocos gramos al día. Sería, por ejemplo, la cuarta parte de una manzana, seis fresas o una mandarina entera.

No es verdad que por la mañana se pueda comer cualquier cosa

Como ya he mencionado en la sección anterior, durante la mañana, el nivel de glucosa en sangre tiende a subir con facilidad e incluso hay quien experimenta un aumento en su glucosa sanguínea sin haber comido nada. Esto se conoce como el «**fenómeno del alba**», o «*dawn phenomenon*» en inglés.[5] Hay quienes piensan que si comen cualquier cosa por la mañana no van a engordar, que, si se van a comer carbohidratos, mejor hacerlo en ese momento o que es mejor subir el nivel de glucosa por la mañana para así despertar al cuerpo. No obstante, lo cierto es que estas ideas incrementan el riesgo de padecer hiperglucemia postprandial.

En las redes sociales, solemos encontrar desayunos

presentados como saludables y estéticamente apetecibles, como una mezcla de cereales, leche desnatada y miel.

Los cereales, por sí solos, ya suelen estar repletos de carbohidratos, como el almidón, y, si los acompañamos de fruta deshidratada, contendrán una cantidad importante de fructosa.

Tomar leche es una buena manera de obtener proteínas y grasas al mismo tiempo, pero, si se elige desnatada, no se consumirá la cantidad de grasa suficiente. Además, si también añadimos miel, que está cargada de fructosa, incrementaremos aún más los carbohidratos.

Desde el punto de vista de la prevención de la hiperglucemia postprandial y los picos de glucosa, lo aconsejable es un desayuno bajo en carbohidratos y rico en proteínas y grasas. Como se puede observar, el desayuno que acabo de mencionar es justamente lo contrario. Si una persona sigue tomando ese tipo de desayuno ganará peso y aumentará su riesgo de padecer fatiga por azúcar y de desarrollar anomalías en los niveles de glucosa.

Mi familia y yo seguimos una dieta baja en carbohidratos (*low carb*) y procuramos que la cantidad de este macronutriente en cada comida esté entre los 20 y los 40 g. Teniendo en cuenta el fenómeno del alba, tanto mi esposa como yo limitamos los carbohidratos del desayuno a 20 g como máximo.

También consumimos proteínas y grasas. **Ingerir una cantidad adecuada de proteínas y grasas en el desayuno ayuda a mantener bajos los niveles de glucosa en sangre durante el resto del día y proporciona energía.**[6]

Hace tiempo, yo mismo sufrí fatiga por azúcar. Después de comer, solía pasarme la tarde en el trabajo luchando contra el sueño y sintiendo que perdía la concentración. Ahora, con la dieta baja en carbohidratos, ya no tengo ese problema.

Por cierto, este es el desayuno que tomo en mis días libres:

- Tortilla de tres huevos con mucho queso.
- Ensalada de atún con mucho aceite de oliva.
- Pan de salvado con mucha mantequilla.
- Yogur con alto contenido en grasas y sin azúcar, mezclado con edulcorante artificial.
- Nueces.
- Café con nata.

A toda mi familia le encanta el aceite de oliva y la mantequilla, así que nos damos un pequeño capricho y escogemos los mejores. Un buen aceite de oliva hace que las comidas sean más gratificantes y sube el ánimo desde buena mañana.

Quienes llevan una dieta más estricta y creen que comer hasta estar un 80 % llenos es saludable pueden ver este desayuno y pensar que como en exceso o que consumo demasiadas grasas, pero no tienen de qué preocuparse.

Este hábito alimentario no aumenta la grasa visceral ni incrementa el colesterol en sangre. Al contrario, baja los niveles de glucosa y triglicéridos, no provoca somnolencia postprandial y mejora el rendimiento.

Más adelante, expondré detalladamente todas las ideas erróneas que hay sobre la ingesta de grasas y calorías, pero ya anticipo el resultado: con la perspectiva médica global de 2023, las personas que padecen de fatiga por azúcar no pueden consumir grasas ni calorías en exceso.

Desayunar solo un smoothie *provoca fatiga por azúcar*

Parece ser que muchas personas, cuando tienen una mañana ajetreada, optan por desayunar solamente un *smoothie* para así cuidar su salud y belleza. **No es que todos los *smoothies* sean malos, pero un desayuno que consista solo en un batido de frutas o verduras que no vaya acompañado de nada más es uno de los peores desayunos que hay, además de que puede provocar fatiga por azúcar.**

El tema de la fructosa en los batidos ya lo he comentado antes y no voy a tratarlo aquí. Es muy fácil: los batidos por sí solos carecen totalmente de proteínas y grasas.

Lo que hay que tener en cuenta es que un desayuno debe ser bajo en carbohidratos y alto en proteínas y grasas.

Si eres de esas personas que tienen mañanas ajetreadas, lo ideal sería que prepararas huevos duros con antelación u optaras por nueces o queso.

Si, en cambio, dispones de tiempo, puedes comer ensalada con atún en conserva y añadir mayonesa y aceite de oliva al gusto o preparar una tortilla con panceta o incluso una con mucha mantequilla y queso.

Si optas por un desayuno bajo en carbohidratos, pero alto en proteínas y grasas, puedes terminar bebiendo un *smoothie* con toda la tranquilidad del mundo, ya que no te provocará hiperglucemia postprandial ni, por lo tanto, fatiga por azúcar.

Más adelante explicaré detalladamente por qué es importante ingerir proteínas y grasas.

Cambiar la harina de trigo por harina de arroz o harina integral es prácticamente inútil

Los electrodomésticos para hornear pan en casa son muy populares y muchas personas disfrutan de pan recién hecho por la mañana. Muchos se preocupan cada vez más por su salud y optan por sustituir la harina de trigo por harina de arroz o de trigo sarraceno en un intento de llevar una dieta sin gluten.

Es cierto que un gran porcentaje de occidentales tiene alergia al gluten, un tipo de proteína del trigo, y se ha demostrado que la salud de muchos mejora al cambiar el gluten por harina de arroz o de trigo sarraceno. Por ejemplo, es bien sabido que el tenista Novak Djokovic mejoró su rendimiento tras adoptar una dieta sin gluten.

Sin embargo, las personas que no tienen esta alergia no obtienen ningún beneficio al adoptar una dieta sin gluten.[7]

También hay mucha gente que prefiere usar harina de

trigo integral en vez de harina de trigo común, porque la integral se elabora moliendo todo el grano del trigo, incluida la cáscara, el germen y el endospermo. Sin embargo, aunque es más rica en fibra, vitaminas y minerales que la harina de trigo refinada, eso no significa que la integral sea más baja en carbohidratos. Tanto la harina de trigo refinada como la harina integral, la de arroz, la de trigo sarraceno o los cereales integrales son alimentos con alto contenido de carbohidratos. **En lo que respecta a si provocan o no hiperglucemia postprandial y fatiga por azúcar, no existe ninguna diferencia entre la harina de trigo, la de arroz, la de trigo sarraceno o la harina integral.**

La parte de los carbohidratos a la que se le ha extraído la fibra se denomina «glúcidos», según se describe en la cuarta revisión de la tabla estándar de composición de alimentos del Ministerio de Educación, Cultura, Deportes, Ciencia y Tecnología de Japón, o «carbohidratos disponibles», según la séptima y octava revisiones de la misma tabla. Aunque existen diferencias precisas entre las definiciones de «glúcidos» y «carbohidratos disponibles», aquí, por comodidad, usaremos el término «carbohidratos» para referirnos a ambos conceptos.

Según la base de datos de composición de alimentos del Ministerio de Educación, Cultura, Deportes, Ciencia y Tecnología de Japón <http://fooddb.mext.go.jp>, la cantidad de glúcidos que hay en panes elaborados con harina de trigo y harina de arroz es la siguiente:

- Panecillo de trigo: 22,9 g
- Pan de harina integral: 21,0 g
- Pan de harina de arroz: 25,4 g

Así pues, comprenderás que no hay ninguna diferencia en el uso de estas tres harinas a la hora de prevenir la fatiga por azúcar.

Últimamente, se está empezando a comercializar pan elaborado con productos bajos en carbohidratos, como el salvado de trigo, el salvado de arroz y la soja. El pan hecho con salvado de trigo de los supermercados u otras tiendas de alimentación suele venderse con el nombre de «pan de salvado». El salvado de trigo se obtiene moliendo únicamente la cáscara del trigo, sin incluir el germen. El salvado de arroz es tan solo la cáscara del arroz, y últimamente se están distribuyendo muchos panes hechos con él. Además, también parece ser que muchos restaurantes están empezando a utilizar la harina de soja.

Tomemos como ejemplo el pan de salvado que solemos comer en casa. Una ración suficiente (por ejemplo, dos rebanadas de pan, que son unos 75 g) contiene un total de 11 g de carbohidratos. Si lo comparamos con la misma cantidad de pan común, la reducción de carbohidratos es de un 60 %, según la tabla estándar de composición de alimentos de Japón de 2020. Si queremos comer pan normal, lo ideal sería comer rebanadas finas. En ese caso, lo mejor es cubrir el pan con una generosa cantidad de mantequilla o abundante aceite. Así, mientras disfrutamos de su sabor, frenamos la subida de glucosa en sangre. Como ya explicaré más adelante, **las grasas, al igual que las proteínas, son aliadas que nos ayudan a prevenir la hiperglucemia postprandial**.

Eso sí, la harina de trigo sarraceno es alta en carbohidratos, lo que significa que sube la glucosa en sangre. Trataré el tema del trigo sarraceno más adelante, en la sección de precauciones sobre la sobreexposición al azúcar.

¡Los yogures bajos en grasa no valen la pena, pues elevan los niveles de glucosa en sangre!

Muchas personas tienen la costumbre de tomar un yogur en el desayuno, ¿verdad? Tengo la impresión de que últimamente se están comercializando mucho los yogures bajos en grasa, como pasa con la leche desnatada. Sin embargo, la mayoría de ellos suelen llevar una gran cantidad de azúcares y fructosa.

Es cierto que tomar un yogur por la mañana es una forma fácil de consumir proteínas y, como alimento fermentado, tiene un efecto positivo en nuestra salud intestinal, por lo que creo que es muy bueno ingerirlo durante el desayuno. De hecho, yo también lo hago casi todos los días. ¡Lo que creo es que los yogures bajos en grasa no valen la pena!

Personalmente, prefiero los yogures altos en grasas y que no lleven ni azúcares ni fruta. Al añadir azúcares y fruta, terminamos ingiriendo una cantidad muy alta de carbohidratos, lo que hace que el nivel de glucosa en sangre suba drásticamente, además de que puede elevar fácilmente el nivel de triglicéridos.

El yogur ya contiene alrededor de 5 g de carbohidratos por cada 100 ml (por la lactosa, entre otras cosas). Si se le añade fruta o azúcares, es probable terminar con una hiperglucemia postprandial y esto ocasionaría una mala función intestinal, por lo que perderíamos todos los beneficios de ingerir un producto fermentado.

Además, en la mayoría de los yogures bajos en azúcar, lo que se hace es simplemente reducir el azúcar añadido. Cuando creas que has encontrado un yogur bajo en azúcares, comprueba siempre la etiqueta de información nutricional y verás si de verdad contiene menos azúcares que el yogur original o si solamente lleva menos azúcares añadidos, pero más azúcar que el original.

Saltarse el desayuno está directamente relacionado con la hiperglucemia postprandial

La gran cantidad de jóvenes que se saltan el desayuno se está convirtiendo en un grave problema. Es probable que las personas que se preocupan por las calorías que ingieren, su peso y su salud no opinen igual.

Sin embargo, lo que de verdad debería preocuparnos no es la ingesta de calorías, sino la hiperglucemia postprandial. En tal caso, creo que lo primordial es no saltarse el desayuno.

Hace tiempo, se hizo un estudio comparando tres patrones: las personas que en un día comían tres veces, las que se saltaban el desayuno y las que se saltaban el desayuno y la cena. De los tres, quienes tenían unos niveles de glucosa más estables eran las personas del grupo que comía tres veces al día.[8]

Por otra parte, los grupos que se saltaban alguna comida sufrían un pico de glucosa en sangre después de la siguiente.

Vaya, que saltarse el desayuno provoca hiperglucemia postprandial y fatiga por azúcar por la tarde.

Además, quienes redujeron los carbohidratos durante el desayuno presentaban unos niveles de glucosa en sangre mucho más estables que quienes redujeron las grasas.[9] Estos tres grupos solo recibieron asesoramiento para los menús de desayuno; las otras comidas podían decidirlas libremente. Aun así, el grupo que redujo los carbohidratos también tuvo una ingesta de calorías menor, especialmente durante el almuerzo. Tanto el desayuno del grupo que redujo los carbohidratos como el del que redujo las grasas tenían el mismo contenido calórico. La diferencia se halla en que, **cuando el desayuno tiene más proteínas y grasas, la sensación de saciedad dura más tiempo y, por lo tanto, la ingesta calórica en el almuerzo tiende a ser menor**.

Este mecanismo lo explicaré con mayor detalle en la tercera parte, pero, para resumirlo: el desayuno debe ser alto en grasas y proteínas, pero ligero en carbohidratos. Este estilo de desayuno es el que ayuda a prevenir la fatiga por azúcar durante el día.

CAPÍTULO 2

AUNQUE NO LO PAREZCA, LOS HÁBITOS A LA HORA DE COMER PROVOCAN PICOS DE GLUCOSA

La sobreexposición al azúcar incrementa las probabilidades de padecer fatiga por azúcar

Hace tiempo —cuando limitar los carbohidratos aún no contaba con respaldo científico y yo mismo creía que lo ideal era restringir las calorías y las grasas—, cuando alguien quería adelgazar, sus comidas consistían en una bola de arroz y zumo de verduras, o *zaru soba*[1] y caldo de *zaru soba* después de comer. Incluso en los supermercados se podían encontrar filas de bandejas de comida que consistían en una bola de arroz y una sopa de fideos *harusame*.[2]

Aunque pensaras que estabas eligiendo algo saludable, y aquí me incluyo, en realidad era todo lo contrario.

Y te diré el porqué: porque esas comidas son un claro ejemplo de una **sobreexposición a los carbohidratos**. A veces se conoce como «carbohidratos dobles», pero evitaré la expresión porque incluye los carbohidratos con fibra y utilizaré el término «sobreexposición al azúcar» para referirme a la sobrecarga de carbohidratos.

Las bolas de arroz están hechas de arroz blanco y prácticamente los únicos nutrientes que contienen son carbohidratos. Lo mismo pasa con los zumos de verduras. El *zaru soba* y el caldo de *zaru soba* también contienen principalmente carbohidratos. Los fideos *harusame* están hechos de almidón de garbanzo verde chino y la mayor parte de los nutrientes que contienen son carbohidratos. Los fideos *harusame* y los fideos *shirataki*[3] pueden parecer similares, pero en realidad no lo son, ya que los últimos tienen una cantidad de carbohidratos muy baja.

La combinación de arroz frito chino y *ramen* también es un ejemplo de una sobreexposición a los carbohidratos.

Si lo comparamos con la combinación de bola de arroz y zumo de verduras, la combinación de arroz frito chino y *ramen* es mejor en cuanto a proteínas y grasas, pero la sobreexposición a los carbohidratos es la misma en ambos casos. Por lo tanto, carecen de capacidad para prevenir la hiperglucemia postprandial y la fatiga por azúcar.

La idea de que los fideos soba *no tienen nada de malo es errónea*

La mayoría se sorprende cuando digo que los fideos *soba* o el caldo de *soba* contienen muchos carbohidratos. Eso es porque la *soba* es famosa por ser un alimento de bajo índice glucémico (IG).

IG es la abreviatura de «índice glucémico», una manera de medir la capacidad de los carbohidratos de elevar el azúcar en la sangre, teniendo como referencia que el índice glucémico de la glucosa es de 100. Un valor bajo significa que es más difícil que eleve los niveles de glucosa, por lo que se considera que un alimento es de bajo IG cuando su valor es inferior a 55.

Los fideos *soba* tienen un IG de 54, así que, entre los alimentos básicos, como los cereales, se consideran un alimento de bajo índice glucémico.

Según los resultados de algunos estudios, se observó el aumento de glucosa en sangre postprandial después de consumir cuatro tipos distintos de dieta:[4]

1. Alta en carbohidratos y con alto IG.
2. Alta en carbohidratos y con bajo IG.
3. Baja en carbohidratos y con alto IG.
4. Baja en carbohidratos y con bajo IG.

Se halló que la dieta que más subía la glucosa en sangre era la primera, alta en carbohidratos y con alto IG, seguida de la segunda, alta en carbohidratos y con bajo IG. Por otro lado, el cuarto tipo, baja en carbohidratos y con bajo IG, mostró unos niveles de glucosa en sangre mayores que el tercero, baja en carbohidratos y con alto IG, aunque la diferencia fue mínima.

La conclusión es que el nivel de IG es importante cuando la ingesta de carbohidratos es alta y crea diferencias en los niveles de glucosa, pero seguir una dieta baja en carbohidratos es lo más eficaz a la hora de prevenir la hiperglucemia postprandial, independientemente del IG que contenga. Dicho de otra manera: **aunque los fideos *soba* presenten un índice glucémico bajo, si la cantidad de carbohidratos consumida es alta, puede elevar los niveles de glucosa en sangre**. En ese caso, la combinación de *soba* y caldo de *soba* supone un gran problema.

No obstante, seguro que habrá quien quiera seguir comiendo *soba*. A esas personas les diría que usaran **el poder de las proteínas y las grasas para controlar los niveles de glucosa en sangre**.

En primer lugar, es importante consumir suficientes proteínas y grasas durante el desayuno y, en el almuerzo, tomar una tortilla rica en proteínas o una ensalada de verduras con un aderezo rico en grasas antes de comer los fideos *soba* para prevenir, hasta cierto punto, la hiperglucemia postprandial.[5, 6, 7] Si mediante este método ya no se siente somnolencia después de comer *soba*, entonces habrá sido todo un éxito.

Ahora bien, aunque los fideos *tororo soba* tienen fama de ser muy saludables, hay que tener en cuenta que el ñame del cual están hechos es rico en carbohidratos. En ese caso, sería mejor optar por comer *kamo nanban* (*soba* con pato y puerros) o *soba* con tempura.

Una práctica muy recurrente es sustituir los llamados «alimentos blancos», como el arroz o el azúcar refinado, por «alimentos negros», como el arroz integral o el azúcar moreno sin refinar.

Hay muchas personas que piensan que si un alimento

es marrón o negro significa que es saludable y se puede comer en grandes cantidades. Es cierto que los alimentos de este color suelen contener fibra, por lo que pueden tener un ligero efecto inhibidor sobre los niveles de glucosa en sangre, pero es lo mismo que he comentado antes con lo del IG: si la cantidad de carbohidratos es alta, ese efecto inhibidor no bastará.

Es verdad que el arroz integral contiene nutrientes que el arroz blanco no, así que, si prefieres comer arroz integral, lo puedes hacer sin problemas. Sin embargo, es importante que seas consciente de que la cantidad de carbohidratos que contiene es la misma que la del arroz blanco.

La trampa del pollo hervido

Hay muchísimas personas que para almorzar solo se llevan pollo hervido, así no tienen que levantarse de su mesa y pueden seguir trabajando.

Es cierto que llevar pollo hervido es muy práctico y que es un plato rico en proteínas, pero este tipo de comida tiene una trampa: **le falta grasa**.

Para empezar, si solo comemos proteínas y el aporte energético es insuficiente, las proteínas se descomponen y se utilizan como fuente de energía en lugar de ir a los músculos y otras células.

A muchos les preocupa que la urea, una sustancia que se genera a partir de proteínas descompuestas y usadas como energía, pueda sobrecargar los riñones. En realidad, hay estudios que indican que no hay que preocuparse por la sobrecarga de los riñones, pero sigue siendo una lástima que se desperdicie la proteína ingerida y que esta no pueda usarse para el metabolismo de músculos u órganos.

Lo más importante es que tanto las proteínas como las grasas cuentan con unos mecanismos independientes que ayudan a prevenir y corregir la hiperglucemia postprandial.[8, 9]

Si se consume poca grasa, la capacidad de prevenir la hiperglucemia postprandial y la fatiga por azúcar dependerá únicamente de la proteína del pollo hervido, pero será insuficiente por la falta de grasa. Suponiendo que por la tarde se consuma un tentempié, se podría sufrir de fatiga por azúcar debido a que no se han consumido grasas anteriormente.

En primer lugar, creo que la razón por la que a mucha gente le gusta comer pollo hervido no es porque emplee la proteína como fuente de energía, sino porque quiere utilizar las proteínas para desarrollar el cuerpo y evitar engordar por consumir calorías de más.

Afortunadamente, **hay estudios que indican que, incluso si se reduce la ingesta de grasas (en comparación con la reducción de carbohidratos), el gasto calórico disminuye en aproximadamente 300 kcal por día (es decir, el metabolismo se ralentiza), lo que no es beneficioso a la hora de bajar de peso.**[10] Así que, por favor, no dudes en consumir grasas.

¡Y no olvides añadir algo de grasa a tu pollo hervido!

CAPÍTULO 3

LAS APARIENCIAS ENGAÑAN

La cocina japonesa, que tiene fama de ser muy saludable, esconde muchos azúcares

La cocina japonesa tiene fama de ser muy saludable. Sin embargo, es importante tener en cuenta que oculta muchos azúcares.

La idea de que es saludable creo que se debe a que es baja en calorías y emplea poco aceite. Mucha gente se preocupa por la grasa de la carne, por la porción que va a consumir, o directamente la sustituye por algún sucedáneo hecho con soja. Sin embargo, durante ese proceso no se tiene en cuenta la cantidad de carbohidratos. Por lo tanto, puede convertirse en una comida baja en calorías y grasas, pero alta en carbohidratos, lo que provoca hiperglucemia postprandial o fatiga por azúcar.

Una cucharada sopera de azúcar blanco contiene 7,9 g de carbohidratos, mientras que una de *mirin*[1] contiene 7,8 g. Una bola de arroz u *onigiri* contiene 40 g de carbohidratos, por lo que, al consumir las guarniciones o platos con esos condimentos, se ingiere una gran cantidad de carbohidratos. Y, si después contamos con que se toma el plato principal, el resultado es una ingesta excesiva.

Además, cuando comemos fuera de casa, es imposible saber la cantidad exacta de carbohidratos que componen nuestra comida. Es importante tener en cuenta que se puede padecer fatiga por azúcar aunque la comida ingerida no sea dulce.

En un restaurante de tonkatsu, *es mejor consumir lomo que filete*

A todos nos gusta un buen *tonkatsu*, el cerdo empanado al estilo japonés, ¿verdad? Hay quienes pueden pensar que el problema de este plato radica en las grasas y los aceites de los alimentos fritos. He oído que, como es un producto frito y esto implica ingerir grasas y aceites, muchos optan por dejar de tomar lomo y consumir filete. Sin embargo, como ya he mencionado antes, **ingerir aceites y grasas ayuda a controlar los niveles de glucosa en sangre.**

El problema no son las grasas y los aceites, sino los carbohidratos que componen el rebozado del *tonkatsu* y su salsa: cada pieza rebozada con *panko* contiene entre 20 y 30 g de carbohidratos, y una cucharada sopera de salsa tonkatsu, unos 5 o 6 g.

Yo mismo, durante mi época de estudiante, solía aliñar el repollo con una gran cantidad de salsa *tonkatsu* y, echando la vista atrás, me doy cuenta de que por aquel entonces tenía sobreexposición a los carbohidratos. Si lo que uno quiere es disfrutar del *tonkatsu*, puede hacerlo tanto con el lomo como con el filete. De hecho, el lomo contiene más grasas y aceites, así que puede ser incluso una mejor opción. También sería recomendable reducir el arroz blanco y usar salsa *ponzu*[2] con rábano o bien sal con limón en vez de la típica salsa *tonkatsu*.

Lo mismo ocurre con el *okonomiyaki*.[3] El problema del *okonomiyaki* hecho a la plancha no está ni en la panceta de cerdo ni en la mayonesa, sino en la harina utilizada y en la salsa *okonomiyaki*, ya que de ellas proviene la mayor cantidad de carbohidratos.

Muchos suelen ponerse una enorme cantidad de salsa *okonomiyaki*, pero cada cucharada contiene 7,1 g de carbohidratos, por lo que **lo ideal sería usar principalmente mayonesa y añadir mucha cantidad de panceta de cerdo**.

Hay recetas que defienden lo beneficioso que es para la salud sustituir la harina de trigo por ñame. Aun así, hay que tener en cuenta que el ñame es un tubérculo rico en carbohidratos.

Por otra parte, parece ser que los amantes del curri se preocupan sobre todo por la cantidad de arroz y también por los carbohidratos presentes en las patatas, uno de los ingredientes del plato. Sin embargo, las pastillas de curri, muy usadas en Japón, contienen ingredientes ricos en carbohidratos, como la harina de trigo, que es lo que le da espesor. Por ejemplo, una pastilla de curri comercial contiene 7,6 g de carbohidratos. **El arroz con curri es un**

ejemplo de carbohidratos triples, que va más allá de la simple sobreexposición a los carbohidratos, por lo que se tiene que ir con mucha precaución.

Por suerte, cada vez hay más restaurantes de curri que ofrecen la posibilidad de cambiar el arroz blanco por coliflor. La cuestión no es dejar de comer ciertos alimentos, sino ajustarlos para poder hacerlo de manera más saludable. Esa es mi intención al escribir este libro.

Ahora bien, la salsa espesante japonesa de invierno se consigue mediante fécula de patata, un producto muy usado también en la gastronomía china. De igual manera, la harina de *kuzu* se utiliza para hacer tofu de sésamo. Tanto la fécula de patata como la harina de *kuzu* son carbohidratos, así que recomiendo prestar especial atención a la cantidad de carbohidratos cuando se consuman estos ingredientes.

La costumbre del triángulo de la comida provoca picos de hiperglucemia postprandial

La costumbre de comer alternando el arroz con las guarniciones y la sopa de *miso* es una práctica que se conoce en Japón como «triángulo de la comida». Se considera una forma educada de comer, fácil de digerir y que ayuda a mantener un equilibrio nutricional.

Por otro lado, últimamente parece que cada vez más personas están adoptando la práctica de comer verduras al principio de la comida. Es una práctica conocida como «*veggies first*» y se supone que ralentiza la absorción de los carbohidratos.

Es cierto que el orden en el que se come afecta al aumento de los niveles de glucosa en sangre, pero, más que seguir la práctica del triángulo de la comida o la de *veggies first*, **lo recomendable sería seguir la de «carbo last»**.

La práctica del *carbo last* es una manera de comer en la que se ingieren los carbohidratos al final. Se recomienda **esperar a que hayan pasado veinte minutos desde el primer bocado para tomar arroz, pan o alimentos ricos en carbohidratos, en general**.

El primer estudio que demostró que el orden en el que se consumen los alimentos puede controlar el aumento de los niveles de glucosa en sangre reveló que el patrón más eficaz para conseguirlo era «verduras → arroz», en vez de «arroz → verduras».[4] De aquí surgió lo de «*veggies first*».

Posteriormente, se demostró que los patrones de «carne → arroz» y «pescado → arroz» tenían la misma eficacia sobre los niveles de glucosa.

Hasta ahora no se ha hecho ningún estudio que haya comparado los patrones de «verduras → arroz» y «carne → arroz», pero los resultados de otros estudios demuestran que **no importa el orden de consumo de la carne, la verdura o el pescado; lo importante es consumir el arroz al final**. Es decir, no es necesario seguir estrictamente lo de *veggies first*, ya que también se puede optar por hacer un *meat first* o un *fish first*. **Esta práctica es la que llamamos «*carbo last*»**.

Además, al comparar la diferencia entre los datos obtenidos en los patrones de *carbo first*, *carbo last* y el triángulo de la comida, resultó que los que siguieron el patrón de *carbo last* experimentaron unas fluctuaciones suaves de glucosa, que se mantuvo por debajo de los 140 mg/dl durante y después de las comidas.[5] No experimentaron hiperglucemia postprandial y los niveles de glucosa se mantuvieron estables.

Por otro lado, tanto el patrón de *carbo first* como el del triángulo de la comida mostraron que, aproximadamente media hora después de empezar a comer, los niveles de glucosa habían superado los 140 mg/dl y que, una hora más tarde, algunos sujetos presentaban un pico de glucosa de 200 mg/dl. Después, los niveles de glucosa bajaban de forma drástica y, tres horas más tarde, estaban más bajos que los de quienes habían seguido el patrón de *carbo last.* Eso demostraba que habían padecido un pico de glucosa.

Detrás de esos cambios en los niveles de glucosa está la hormona incretina, que se segrega cuando se consumen grasas y proteínas, y ayuda a controlar las fluctuaciones de los niveles de glucosa en sangre.

Hablaré sobre la incretina más adelante, pero lo que quiero que sepas de momento es que **los carbohidratos son los únicos responsables de aumentar los niveles de glucosa en sangre. Adelantando la ingesta de proteínas y las grasas, la incretina ya habrá empezado a actuar cuando se consuman los carbohidratos.**

Se cree que la segregación de incretina empieza a partir de unos veinte o treinta minutos después de comenzar a comer, por eso se debe evitar comer muy rápido. Y por esta razón, como ya he comentado antes, **se debería esperar a comer los carbohidratos pasados veinte minutos desde el primer bocado**.

CAPÍTULO 4

ERRORES A LA HORA DE BEBER

¿Es correcto darles a los niños zumo de naranja cien por cien orgánico?

Estoy seguro de que hay muchas madres que piensan que dar zumo de naranja cien por cien orgánico a sus hijos es beneficioso para su salud.

No me parece mal ofrecer un zumo de naranja como tentempié, aunque deben restringirse un poco para que el niño llegue con hambre a la siguiente comida. Sin embargo, estoy en desacuerdo con dar zumo de naranja en cantidad ilimitada solo por el hecho de pensar que es bueno para la salud.

Como ya he mencionado al principio de esta parte, **la fructosa es uno de los carbohidratos que más hay que evitar consumir**. Aunque sea orgánico o sin aditivos, un zumo de naranja cien por cien contiene una gran cantidad de fructosa. Esta puede hacer que los niños engorden y ganen grasa corporal, pero no contribuye a que tengan un cuerpo sano, ya que no desarrolla los músculos ni los órganos internos.[1]

Además, aunque no estén presentes en los orgánicos,

muchos zumos contienen azúcares isomerizados, que no son más que sirope de fructosa y jarabe de fructosa, es decir, una concentración alta de fructosa. Varios estudios han observado que el incremento en el consumo de azúcares isomerizados está relacionado con el aumento de la tasa de obesidad y diabetes, incluida la de los niños.[2, 3]

Por otro lado, aunque solo se ha experimentado en animales, se sabe que la ingesta elevada de fructosa puede ir asociada al incremento de la ansiedad.[4]

A la hora de elegir un zumo para dar a los niños, es importante revisar la tabla nutricional y basarse en los valores nutricionales en vez de dejarse llevar por los eslóganes publicitarios.

Las bebidas isotónicas para prevenir los golpes de calor en los ancianos son peligrosas

En verano, se recomienda beber agua para prevenir golpes de calor y deshidratación. Reponer líquidos y minerales es muy importante. Sin embargo, no es aconsejable tomar bebidas isotónicas para este propósito.

Hace diez años, cuando empezaron las olas de calor superiores a los 35 °C, se reportaron muchos casos de ancianos con un nivel de glucosa en sangre de 1.000 mg/dl, que habían perdido el conocimiento y habían sido trasladados de urgencia al hospital.

Al principio pensé que era por culpa del calor extremo, pero los niveles de glucosa en sangre resultaron ser demasiado altos. Después de tratarlos y de que recuperaran la conciencia, se les preguntó y resultó que todos habían tomado bebidas isotónicas. Cuanto más bebían, más sed tenían y, sin darse cuenta, en medio día se habían tomado más de dos litros.

Si nos paramos a pensar en ello, las bebidas isotónicas contienen 31 g de carbohidratos por cada 500 ml. Dicho de otra forma, las bebidas isotónicas contienen 6.200 mg/dl de concentración de glucosa. Si tenemos en cuenta que los niveles de concentración de glucosa normales en sangre son de 100 mg/dl, estamos hablando de un nivel abrumador. Si seguimos tomando bebidas isotónicas para reponer los líquidos perdidos a través del sudor, antes de darnos cuenta (no nos daremos cuenta porque perderemos el conocimiento por culpa de la hiperglucemia), nuestro nivel de azúcar en sangre aumentará y nos encontraremos en un estado de deshidratación.

En realidad, esta patología se conoce como «*pet bottle syndrome*»,[5] ya que, en el sector médico, las bebidas isotónicas son igual de temidas que las bebidas carbonatadas.

Para prevenir un golpe de calor o la deshidratación, basta con beber una cantidad suficiente de agua mineral. Además, mediante el consumo de sopa de *miso* o verduras encurtidas ya se está ingiriendo la cantidad de sal necesaria.

No se deberían tomar bebidas energéticas para potenciar el rendimiento

Al igual que los ancianos toman bebidas isotónicas para prevenir un golpe de calor, los jóvenes suelen tomar bebidas energéticas para potenciar su rendimiento.

Una bebida energética común contiene 27 g de carbohidratos por cada 250 ml. Al tomarnos una de estas bebidas antes de empezar a trabajar, lo más normal es notar cierta estimulación o emoción, pero poco después sufriremos de hiperglucemia postprandial y fatiga por azúcar.

Sin darnos cuenta, sentiremos que los efectos de la bebida energética se han acabado y querremos consumir otra y, después, otra más. **Si al tomar una bebida energética nos sentimos llenos de energía y luego notamos un bajón, estaremos sufriendo lo que llamamos «fatiga por azúcar».**

Si quienes suelen padecer fatiga por azúcar se acostumbran a tomar bebidas energéticas, no solo no mejorarán su rendimiento, sino que es muy probable que sufran alguna enfermedad en el futuro.

¿Las bebidas de leche fermentada deterioran nuestra salud intestinal?

Desde hace tiempo, mucha gente tiene la costumbre de tomar bebidas de leche fermentada para mejorar la salud intestinal. Y últimamente también hay quienes toman este tipo de bebidas antes de ir a dormir, para mejorar la calidad del sueño.

Sin embargo, se ha observado que **si los niveles de glucosa en sangre suben después de comer, la salud intestinal empeora.**[6] Es muy triste que una bebida que se supone que mejora la salud intestinal en realidad la empeore. Por otra parte, si los niveles de glucosa en sangre fluctúan de forma brusca, el cuerpo se cansa por culpa de la fatiga por azúcar y es cuando entra el sueño. Y, aunque podamos dormir profundamente, esta fluctuación dañará los vasos sanguíneos.

Ya lo he dicho muchas veces, pero, por favor, acostúmbrate a consultar las tablas nutricionales de los productos. Hay algunas en las que los carbohidratos están separados de los azúcares (en este caso, mira la cantidad de azúcares) y otras en las que solo se indica la cantidad de carbohidratos (en este caso, esa cifra representará el total de azúcares). Por cierto, las bebidas de leche fermentada que prometen mejorar la calidad del sueño suelen tener entre 14 y 27 g de carbohidratos por cada 200 ml, lo que equivale a entre tres y cinco terrones de azúcar.

CAPÍTULO 5

LA FATIGA POR AZÚCAR AFECTA AL ENVEJECIMIENTO

Cuantas más bebidas para potenciar la belleza tomas, más envejeces

En este libro, llamo «fatiga por azúcar» a la sensación de cansancio que provoca la hiperglucemia postprandial y los picos de glucosa en sangre, y mi principal objetivo es ayudar a prevenirlos. Pero la verdad es que la fatiga por azúcar también afecta a la belleza.

La piel tiene una proteína llamada «fibra de colágeno» que es la responsable de la flexibilidad y elasticidad de la piel. **Cuando los niveles de glucosa en sangre aumentan, esta interactúa con las proteínas produciendo una reacción enzimática (los procesos vitales de nuestro cuerpo).** Esta reacción se conoce como «glicación». Estas proteínas glicadas producen los llamados **PGA**, «productos de glicación avanzada», o AGE en inglés, «*advanced glycation end-products*», lo que provoca que sus capacidades como proteínas disminuyan y su estructura sea más frágil. Este proceso también se conoce como «estrés por glicación». El colágeno se convierte así en el objetivo de la glicación y su estructura se altera. **El colágeno glicado sufre una reacción de reticulación y fragmentación debido a los PGA, lo que provoca que aparezcan más arrugas y la piel se vea más envejecida.**[1]

Por otro lado, existen productos comerciales bebibles que afirman prevenir los signos del envejecimiento y mejorar el estado de la piel. Pero, si vas a tomar este tipo de bebidas, asegúrate de mirar las tablas nutricionales y de comprobar la cantidad de carbohidratos que contienen.

Hay bebidas con colágeno con un porcentaje bajo de carbohidratos y otras con un porcentaje alto. Existen productos cuya promoción se basa en que contienen vinagre bebible o vitamina C, pero en realidad contienen una cantidad de carbohidratos equivalente a cuatro terrones de azúcar. Es muy triste que una bebida que tomamos para tener una piel más bonita sea precisamente la causante del envejecimiento cutáneo, además de provocar fatiga por azúcar.

Cabe mencionar que el colágeno no solo es la base de la piel, sino también de los huesos. Por otra parte, la base del cabello es una proteína llamada queratina, que también sufre con los PGA.

La hiperglucemia es una de las principales causas de los signos del envejecimiento como el amarilleamiento de la piel, la flacidez, las arrugas, la pérdida de cabello y la de masa ósea. La fatiga por azúcar es solo un presagio de ello.

Además, si los picos de glucosa en sangre se repiten,

generarán un estrés oxidativo en los vasos sanguíneos.[2] Cuando el estrés oxidativo supera la capacidad antioxidante del cuerpo humano, daña las paredes de los vasos sanguíneos, lo que produce inmunorreacciones inusuales e irritaciones microscópicas en su interior. Este estrés oxidativo provoca un envejecimiento de todo el cuerpo.

Asimismo, el estrés por glicación y el estrés oxidativo se agravan el uno al otro, por lo que, al final, ambos se encuentran en la raíz de distintos procesos de envejecimiento y enfermedades.

De modo que, para el autocuidado de la belleza, debes comprobar que los productos no contengan demasiado azúcar y que no eleven los niveles de glucosa.

Las dietas y el ayuno aceleran el aumento de glucosa en sangre

A lo largo de los años, han ido apareciendo numerosas formas de hacer dieta. Entre ellas, hay una que existe desde hace mucho tiempo y que me preocupa muchísimo, pues provoca fatiga por azúcar: la conocida como «ayuno intermitente».

El ayuno intermitente consiste en saltarse comidas, como el desayuno, y, con esta práctica, como ya hemos mencionado anteriormente, cabe la posibilidad de sufrir un aumento de glucosa en sangre durante la siguiente comida. **Si se pretende hacer un ayuno totalmente intencional y se va a estar mucho tiempo sin comer,**

es necesario restringir los carbohidratos en la siguiente comida.

También parece que hay dietas que promueven un ayuno que acaba con un zumo con una gran cantidad de carbohidratos. El ayuno provoca una pérdida de músculo y, cuando se ingieren solamente carbohidratos sin haber comido nada durante horas, lo único que se consigue, objetivamente, es dañar el cuerpo.

En primer lugar, las enzimas están compuestas de proteína. Si se ingieren por vía oral, se descomponen en el tracto digestivo y pierden su función como enzimas. La verdad es que resulta imposible explicar de manera científica el propósito de estos zumos.

Por otro lado, las dietas que solo restringen la cantidad de calorías que se consumen son fáciles de seguir porque solo precisan autocontrol. Sin embargo, al cabo de las semanas, se hacen cuesta arriba y es inevitable que se produzca un efecto rebote.[3]

Además, es imposible controlar la cantidad total de calorías y energía que se ingiere, por lo que la única manera de reducirla intuitivamente es siguiendo la práctica de comer hasta llenarse al 80 %.[4] Resistir las ganas de comer durante mucho tiempo provoca pérdida de músculo y la recuperación de la grasa corporal cuando se produce el efecto rebote. Así que lo único que se consigue, objetivamente, es dañar el cuerpo.

Para lograr una buena dieta, adelgazar y tener un peso corporal razonable, lo más importante es aumentar el metabolismo basal, lo que se consigue tomando

suficientes proteínas y lípidos. ¡Aprovecha los beneficios de las proteínas y los lípidos! Recuerda también que, para enriquecer tu dieta, es importante consumir una cantidad adecuada de carbohidratos.

CAPÍTULO 6

¿LOS HÁBITOS SALUDABLES PUEDEN PROVOCAR FATIGA POR AZÚCAR?

Dependiendo de la forma de correr, se puede llegar a padecer fatiga por azúcar

Muchas personas salen a correr por salud y belleza. Es probable incluso que tengas el objetivo de correr media maratón y, con el tiempo, quizás una maratón completa. Sin embargo, si no se hace de manera correcta, esta actividad puede llegar a provocar fatiga por azúcar.

¿Sabías que hay un método de alimentación llamado «*carb-loading*» para las personas que corren? Es una estrategia que consiste en que los corredores de largas distancias ingieren carbohidratos antes de una carrera, lo que aumenta el glucógeno de los músculos y maximiza la resistencia física.

Sin embargo, hay deportistas a los que la dieta *carb-loading* les ha hecho disminuir su rendimiento. Estos han terminado adoptando **un método de alimentación llamado «*fat adaptation*»,[1] que consiste en reducir la ingesta de carbohidratos y forjar un cuerpo capaz de usar las grasas como fuente de energía. De esta mane-**

ra, pueden aumentar su resistencia física quemando grasas durante la carrera.

La práctica del *carb-loading* se basa en un estudio del año 1967 que afirma que restringir los carbohidratos reduce el glucógeno y que hay una correlación entre el tiempo de ejercicio y la cantidad de glucógeno en los músculos antes de que el cuerpo llegue a la extenuación.[2] El estudio hizo las pruebas musculares inmediatamente después de cambiar a una dieta baja en carbohidratos y alta en grasas, lo que significa que no hubo suficiente tiempo para que el cuerpo se adaptara a usar esa grasa como fuente de energía (*fat adaptation*).

Por lo general, se cree que para que el cuerpo se adapte a este cambio (de usar los carbohidratos como fuente de energía a usar la grasa) se necesitan entre dos y cuatro semanas.

Por otro lado, tiempo después, se publicó otro estudio que afirmaba que no había relación entre el tiempo que se destinaba a hacer ejercicio y la cantidad de glucógeno que había en los músculos antes de llegar a la extenuación. Sin embargo, determinó que un nivel bajo de azúcar en la sangre sí provocaba dicha extenuación.[3] De hecho, los resultados del estudio de 1967 también podrían interpretarse como que lo que determina la cantidad de actividad física que alguien puede hacer es el nivel de glucosa en sangre y no el de glucógeno en los músculos.

Otro estudio examinó la cantidad de glucógeno en los músculos de los deportistas que seguían una alimentación alta en carbohidratos (*carb-loading*) y de los que seguían una alimentación baja en carbohidratos y alta en grasas (*fat adaptation*) y afirmó que no se encontraron diferencias en el glucógeno de los músculos antes de empezar a hacer ejercicio.[4] Y es cierto: **el *carb-loading* no influye en la cantidad de glucógeno de los músculos**.

Posteriormente, se calculó el nivel de glucógeno en atletas que hicieron ejercicio moderado durante tres horas y tuvieron un consumo de oxígeno superior al 65 % y, tras dos horas de descanso, se calculó su nivel de recuperación del glucógeno. Obviamente, después de hacer ejercicio, se ofreció una bebida alta en carbohidratos a quienes seguían una dieta alta en carbohidratos y una bebida baja en carbohidratos, pero alta en grasas, a quienes seguían una dieta baja en carbohidratos y alta en grasas.

Los resultados de este estudio fueron los siguientes:[5]

- No se hallaron diferencias significativas en los niveles de glucógeno de los músculos ni antes ni después de hacer ejercicio.
- Durante las tres horas que estuvieron haciendo ejercicio, los sujetos que seguían la dieta *fat adaptation* mantuvieron las grasas como fuente de energía de manera constante.
- Los deportistas que seguían la dieta *carb-loading* consumieron de forma considerable glucógeno como energía y, después, cuando se quedaron sin glucógeno, pasaron a usar la grasa como fuente de energía.

El cuerpo solo puede almacenar unos cientos de gramos de glucógeno, pero, en cambio, es capaz de almacenar varios kilos de grasa. Así que, si tenemos en cuenta estas cantidades, **usar las grasas como fuente de energía y escoger la práctica *fat adaptation* es una idea bastante lógica.**

Consumir plátanos o bebidas energéticas antes de correr puede provocar fatiga por azúcar

Los corredores que toman bebidas isotónicas con alto contenido en carbohidratos antes de una carrera de larga distancia o una maratón se arriesgan a sufrir hipoglucemia.[6] Y lo mismo ocurre con los plátanos y las bolas de arroz. Si se produce una hiperglucemia antes de hacer ejercicio, después habrá una caída brusca de los niveles de glucosa en sangre (en otras palabras, se producirá una bajada de glucosa) y se sufrirá fatiga por azúcar, por lo que, en vez de aumentar la resistencia física, disminuirá el rendimiento. Además, si esto se agrava y los niveles de glucosa bajan a menos de 70 mg/dl, podría dejarnos inconscientes. Normalmente, para distancias de unos 20 km, poco más de una hora, como una etapa de la carrera de larga distancia de Hakone, no se considera necesario reponer energías durante el ejercicio.[7] Aun así, los atletas que pierden el conocimiento por culpa de bajos niveles de glucosa durante la carrera de Hakone suele ser por haber ingerido carbohidratos antes de hacer ejercicio.

Para tratar la hiperglucemia postprandial, el cuerpo segrega mucha cantidad de insulina. La insulina segregada introduce la glucosa de las venas en las células grasas, pero no la usa como energía intramuscular. Tampoco utiliza la grasa como fuente de energía. Esto se debe a que la insulina disuelve la grasa de las células grasas e impide que los músculos la usen como fuente de energía.

Si, en esta situación, uno sigue corriendo, sufrirá una bajada de azúcar y no podrá moverse. Incluso atletas de carreras de relevos, que están entrenados para ello, sufren a veces caídas repentinas, y esta puede ser una de las causas.

Y no solo eso: **el *carb-loading* comporta el riesgo de entrar en una peligrosa espiral de hiperglucemia, por lo que es una práctica que no recomiendo, en especial, a los japoneses**.

Los japoneses tienen una capacidad de segregación de insulina más lenta que los occidentales.[8, 9] En comparación, los primeros suelen tener niveles de glucosa en sangre anormales, con poca cantidad de carbohidratos, porque la insulina que segregan es insuficiente.

Los japoneses que siguen la dieta *carb-loading* suelen sufrir hiperglucemia postprandial, lo que les provoca fatiga por azúcar y disminuye su rendimiento. Padecer frecuentemente hiperglucemia postprandial puede reducir el rendimiento de los órganos internos y existe el riesgo de que se forme una cadena de hiperglucemia que conduzca a más hiperglucemia.

Por otro lado, el *fat adaptation* y el *low carb* son métodos nutricionales compatibles. Seguir las dietas *fat adaptation* y *low carb* sería lo ideal para los corredores aficionados. Gracias a este método nutricional, podrían mejorar su rendimiento al máximo. Sin embargo, como ya he dicho antes, se debe tener en cuenta que el cuerpo necesita cuatro semanas para adaptarse a esta práctica.

¿La lógica de la ingesta de carbohidratos en los culturistas daña el cuerpo?

No solo los atletas de deportes de resistencia, como los corredores de maratón o triatlón, siguen la dieta *carb-loading*, algunos culturistas también lo hacen en determinadas épocas. En el culturismo hay que ingerir proteínas para generar músculo y, en el proceso, se segrega mucha insulina. Para aumentar la masa muscular, los culturistas ingieren proteínas y también una cantidad considerable de carbohidratos.

Es cierto que esta dieta facilita el desarrollo del músculo, pero, a su vez, las células grasas absorben los carbohidratos y los convierten en triglicéridos, lo que conlleva un aumento de peso.

En el mundo del culturismo, es normal que, hasta antes de una competición, los culturistas obtengan los nutrientes que necesitan de las proteínas y los carbohidratos reduciendo la ingesta de aceites y grasas al máximo y, justo antes de la competición, pasen a obtener los nutrientes de las proteínas y las grasas.

SI DESPUÉS
DE COMER TE
ENTRA SUEÑO
O TE VENCE EL
CANSANCIO,
PRUEBA ESTE
MÉTODO.

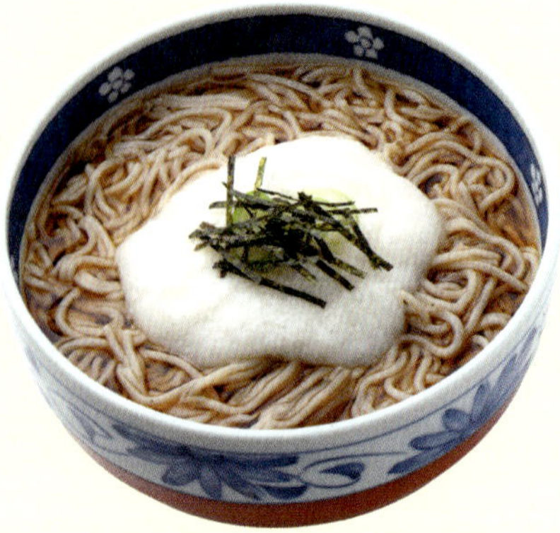

EN VEZ DE UNOS FIDEOS SOBA,

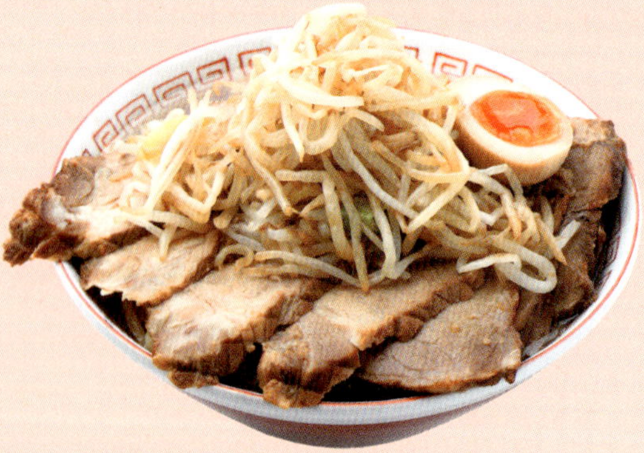

PRUEBA CON UN RAMEN CON PROTEÍNA

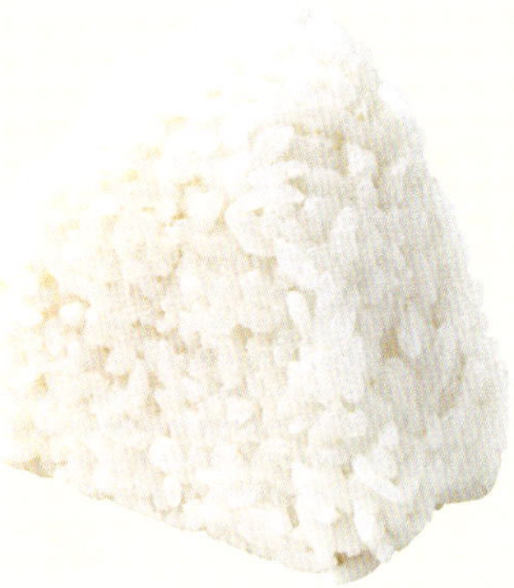

EN VEZ DE UNA BOLA DE ARROZ,

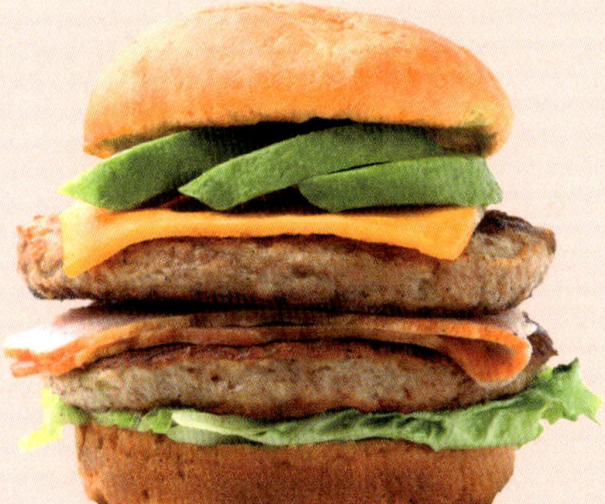

PRUEBA CON UNA HAMBURGUESA MUY CONTUNDENTE CON DOBLE DE CARNE.

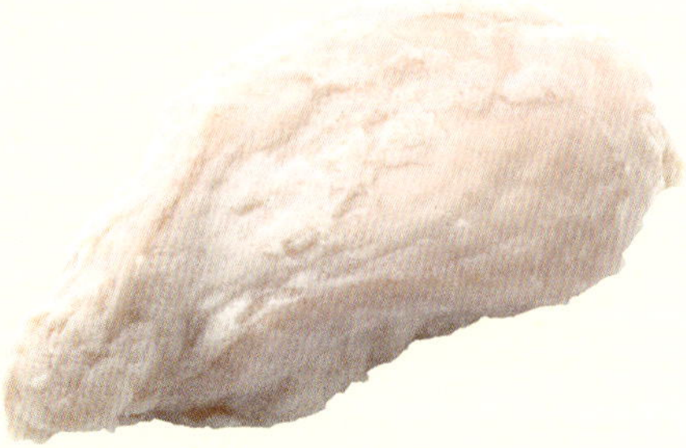

EN VEZ DE POLLO COCIDO,

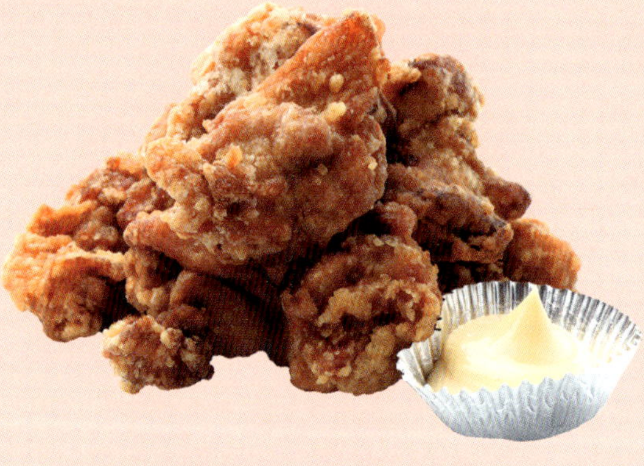

PRUEBA CON POLLO
FRITO CON MAYONESA.

Cuando se extraen los nutrientes de las proteínas y las grasas, ocurre lo mismo que con la dieta *fat adaptation*: el cuerpo tiende a quemar grasas. Sin embargo, este necesita cuatro semanas para adaptarse. Sin esa adaptación, no puede usar las grasas correctamente.

Cuando eso pasa, el cuerpo intenta descomponer la grasa corporal y convertirla en un compuesto llamado «cuerpos cetónicos» que utilizará como energía. Como resultado, aunque se consuman grasas (o, precisamente, por comerlas), la grasa corporal disminuye, y así se consigue un cuerpo bien definido. Hablaré con más detalle sobre los cuerpos cetónicos más adelante.

Esto tiene cierta lógica dentro del mundo del culturismo. Sin embargo, cuando se produce fatiga por azúcar (hiperglucemia postprandial), suelen darse frecuentes picos de glucosa. Si no se tiene cuidado, se puede padecer de arteriosclerosis, y eso incluye también a personas jóvenes.

En general, los deportistas olímpicos suelen tener una esperanza de vida más larga que otras personas de su misma edad y género.[10] Esto se debe a que el ejercicio tiene el efecto de alargar la esperanza de vida. Sin embargo, incluso entre los mismos deportistas olímpicos, este efecto es menor en los que practican deportes de fuerza (como levantamiento de pesas) que en quienes se dedican a deportes de resistencia (como maratón, marcha atlética, ciclismo, esquí de fondo, etc.).[11] Así pues, a pesar de que el culturismo en sí no sea un deporte olímpico, puede causar más hiperglucemia postprandial que los deportes de resistencia.

Aunque no seas culturista ni pretendas llegar a serlo, si después de tomar una bebida de proteínas llena de carbohidratos sientes cansancio, te recomiendo cambiar a una bebida de proteínas sin carbohidratos, que puede estar endulzada con edulcorantes artificiales.

Los deportistas profesionales también sufren fatiga por azúcar

La verdad es que, hasta ahora, he recomendado a muchos deportistas profesionales la dieta *fat adaptation.* Tanto el futbolista Yūto Nagatomo, con quien escribí un libro hace unos años, como el jugador de béisbol Tsuyoshi Wada, con quien hablé hace poco para escribir un artículo periodístico, expresaron abiertamente ser más conscientes de su propio cuerpo y sentir que estaban en baja forma debido a ciertos problemas de salud que podrían estar provocados por la fatiga por azúcar. También manifestaron que, de hecho, ya sospechaban que la ingesta de carbohidratos podría ser la causa de su malestar antes de que yo les hablara de la *fat adaptation*.

Cuando les expliqué que la dieta *carb-loading* producía fatiga por azúcar y que muchos atletas que habían sufrido un deterioro en la salud habían cambiado a una dieta llamada *fat adaptation* (dieta baja en carbohidratos) y habían notado una mejora en su rendimiento, aceptaron la idea sin problemas.

Cuando adoptaron esa dieta, ambos mencionaron que

habían notado que ya no se sentían tan cansados, que su rendimiento había mejorado y que los calambres en las piernas habían disminuido.

Esperaba que su rendimiento mejorara, dado que se ha comprobado que la restricción de carbohidratos en atletas occidentales aumenta su rendimiento.[12] Y, después de hacer un seguimiento de sus niveles de glucosa, confirmé una mejora. No hay estudios previos que afirmen que la reducción de carbohidratos disminuya los calambres de las piernas, pero, como ambos lo comentaron, tengo la esperanza de que sea verdad.

Pensándolo bien, todavía no se sabe mucho sobre el mecanismo de estos calambres. Imagino que se deben a la diferencia de concentración de distintas sustancias dentro y fuera de las células (como, por ejemplo, la concentración de glucosa en el interior de las células de los músculos o dentro de los vasos sanguíneos), que es tan grande que desestabiliza las membranas de las células de los músculos y causa los calambres.

En ese sentido, una reducción de carbohidratos no solo mejora el rendimiento, sino que también puede ayudar a prevenir lesiones.

PARTE II

LA FATIGA POR AZÚCAR NO ES MERO CANSANCIO. ¿QUÉ ES LO VERDADERAMENTE PREOCUPANTE?

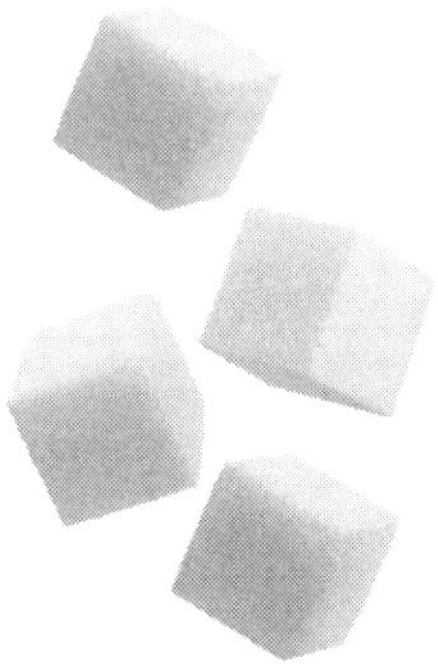

CAPÍTULO 7

¿POR QUÉ HA AUMENTADO LA FATIGA POR AZÚCAR ENTRE LOS JAPONESES?

Las comidas sencillas y con mucho sabor suelen ser altas en carbohidratos

En la primera parte decíamos que los estilos de vida que consideramos saludables podrían derivar en fatiga por azúcar. Pues bien, en este abordaremos otras consecuencias y los motivos por los que no resulta recomendable dejarla sin tratar. Antes de entrar en materia, conviene mencionar cómo el entorno social (sin olvidar ciertos hábitos cotidianos) contribuye a agravar este problema.

En la sociedad actual se ha generado la necesidad de sacar rendimiento a nuestro tiempo. En otras palabras: cada vez más gente busca obtener el máximo beneficio en el menor tiempo posible, debido al ajetreo de la vida actual y a la pérdida de flexibilidad horaria. El resultado es el aumento de personas que se saltan el desayuno o que se han acostumbrado a comer a toda prisa.

Como estos hábitos alimentarios eliminan los mecanismos para frenar el aumento de la glucosa en sangre que propicia la ingesta de proteína y grasa en el desayuno (se explica en detalle en la tercera parte), es más probable que se produzcan episodios de hiperglucemia postprandial después de comer.

Por otro lado, se ha observado un patrón en las mujeres que pretenden adelgazar, que consiste en comer ligero en las ingestas principales, pero picar entre horas para compensar, lo que resulta en un consumo elevado de carbohidratos.

La cuestión es que la mayoría de los productos que consideramos aperitivos, por ser de fácil consumo, están repletos de carbohidratos. Si nos centramos en la comida sabrosa que se conserva a temperatura ambiente, podríamos estar consumiendo un exceso de carbohidratos. Los alimentos ricos en proteínas y grasas son difíciles de conservar sin refrigerar, pero los que se pasan de carbohidratos no se estropean.

Es importante tener en cuenta que, **si picamos entre horas para ahorrar tiempo o adelgazar, inevitablemente estaremos aumentando la ingesta de carbohidratos.**

En realidad, una supuesta dieta equilibrada tiene demasiados carbohidratos

Y no solo eso. Se suelen recomendar menús con exceso de carbohidratos simplemente porque se consideran una «dieta equilibrada».

Lo que se suele denominar «dieta equilibrada» se usa

para describir una proporción de los tres macronutrientes (proteínas, grasas y carbohidratos) que supuestamente ayuda a mejorar la salud de cualquiera.

Por ejemplo, en el caso de Japón, las pautas dietéticas dirigidas a los japoneses (edición de 2020) indicaban que una buena proporción era entre un 50 y un 60 % de carbohidratos, entre un 20 y un 30 % de grasas y entre un 13 y un 20 % de proteínas. ¿Se podría afirmar que estaban en lo correcto?

Lo cierto es que las pautas dietéticas europeas especifican que no hay ninguna proporción de ingesta de nutrientes perfecta para todo el mundo.[1, 2]

Si echamos un vistazo a los motivos que han llevado a tomar esa decisión sobre cuál es la dieta equilibrada para los japoneses, descubrimos que no ha habido el debido rigor.

Dentro de los tres macronutrientes que mencionan las pautas dietéticas dirigidas a los japoneses, la proteína se erige en primer lugar. El límite del 13 % está calculado para evitar la insuficiencia de aminoácidos que no pueda sintetizar el cuerpo, mientras que el máximo del 20 % no tiene ninguna base.

Se hace alusión a un artículo de 2018[3] según el cual una proporción de proteína del 35 % no suponía ningún problema, pero se acaba fijando el límite máximo en el 20 % en virtud de otro artículo de 2013[4] que afirmaba que una proporción de proteína mayor al 20 % supondría un problema de salud futuro que habría que estudiar. Es decir, que se siguen amparando en las teorías del año 2013, a pesar de que los resultados de 2018 indicaban que el 35 % no suponía inconveniente alguno.

Pasemos a las grasas. Para empezar, si consideramos que el consumo de ácidos grasos saturados debería ser menor al 7 %, esto determina de forma natural el límite máximo de grasas en general, que es de un 30 %. Por otro lado, el límite mínimo del 20 % se determina para que no haya insuficiencia de ácidos grasos esenciales.

Tampoco existe ningún fundamento ni objetivo concreto por el que se haya fijado la ingesta de ácidos grasos saturados en el 7 %. Más adelante mencionaré los artículos que demuestran que reducir los ácidos grasos saturados ha provocado un aumento de la aterosclerosis.[5, 6]

Además, tampoco hay nada que corrobore que la ingesta de grasas general deba ser menor al 30 % para reducir los ácidos grasos saturados por debajo del 7 %. Si se aliña con aceite de oliva sin mesura, la proporción de grasas en general aumentará y la de ácidos grasos saturados disminuirá. Esto se debe a que el aceite de oliva solo contiene grasas monoinsaturadas.

Por último, del 100 % total, tras excluir proteínas y grasas, se establece que los carbohidratos comprenden entre un 50 y un 65 %. La razón de esta decisión es que se ha considerado que el único problema que se deriva de un exceso de carbohidratos es la diabetes. Sin embargo, una ingesta abundante de carbohidratos o, dicho de otra forma, de azúcares también puede resultar en una hiperglucemia postprandial. Naturalmente, no solo los diabéticos, sino también la gente con prediabetes (en este caso, con glucemia en ayunas alterada) y quienes sientan fatiga por azúcar (si en consulta se detecta que superan los 140 mg/dl de nivel de glucosa en sangre tras las comidas sin padecer glucemia en ayunas alterada), **deberían moderar su consumo de carbohidratos (azúcares). Con esta explicación espero aclarar por qué establecer su proporción entre un 50 y un 65 % no sería correcto.**

Según los estándares internacionales, los japoneses tienen déficit de proteínas y superávit de carbohidratos

En los años setenta, el consumo medio de carbohidratos en Estados Unidos estaba en el 40 %. Después, la revista *Time*[7] publicó un artículo en el que recomendaba reducir la cantidad de huevos y mantequilla.[8]

Aunque los japoneses consideren que entre un 50 y un 60 % de carbohidratos, entre un 20 y un 30 % de grasas y entre un 13 y un 20 % de proteínas es una proporción nutritiva, esta comporta un exceso de carbohidratos según los estándares internacionales, lo cual podría ser una de las causas por las que sufren fatiga por azúcar.

A todo esto, **hoy en día, el japonés adulto medio consume entre 90 y 100 g de carbohidratos por comida; es decir, entre 270 y 300 g al día.** La gente que suele abusar del azúcar puede ingerir todavía más.

La Asociación Estadounidense de la Diabetes determina que en una dieta baja en carbohidratos estos suponen, como máximo, 130 g al día.[9] Es decir, que el consumo actual medio de los japoneses equivale al doble.

Si se experimentan síntomas de fatiga por azúcar, el primer paso para solucionarlo es llegar a ser conscientes del consumo de carbohidratos para determinar si estamos cayendo en un exceso.

Según los datos que aporta la encuesta nacional de salud y nutrición, **el consumo de proteínas apunta a la baja entre los japoneses, aunque haga mucho tiempo que se asegure que esta es la era de la saciedad. Pero, en realidad, desde el año 2000 esta es cada vez menor y empieza a acercarse al nivel de los años cincuenta.**

Es posible que en los tiempos de hambruna llegasen demasiados informes y que en esta época de saciedad no lleguen los suficientes. De lo que no cabe duda es de que los japoneses deberían procurar concienciarse sobre su consumo de proteínas y grasas.

¡Que no nos engañen! La occidentalización de la comida no origina enfermedades

Aunque se desconoce cuándo empezó a decirse esto, se ha insistido mucho en que el aumento de las enfermedades relacionadas con el estilo de vida va ligado a la occidentalización de nuestra dieta.

Para empezar, ¿a qué nos referimos con «occidentalización» de la dieta? Se puede llegar a entender que la idea casi nos consiga convencer, ya que no parece que suene del todo mal. Pero reflexionemos: como la comida japonesa ha triunfado en Europa y Estados Unidos, ¿deberíamos hablar también de una orientalización de la dieta? Es decir, que no queda claro si el concepto de occidentalización de la dieta es algo real y, personalmente, me resulta una idea atrevida cuando menos.

Esta afirmación circulaba al menos a finales del siglo XX, justo en mi época de médico. Se aseveraba que la occidentalización de la dieta era una de las causas de las enfermedades relacionadas con nuestro estilo de vida. En las diapositivas de los simposios académicos se señalaba a Ronald McDonald y al Coronel Sanders como culpables con carteles de «Se busca». En este caso, el objetivo era la gastronomía estadounidense. Europa no se mencionaba.

Por lo tanto, durante estos veinticinco años, ¿ha aumentado la occidentalización de la comida en Japón? ¿O acaso se ha reducido? Nadie se atreve a dar una respuesta, ya que no hay forma de cuantificarlo.

Por ejemplo, hay quienes consideran que el aumento en la proporción de ingesta de grasas es producto de la occidentalización. No obstante, si eso fuera verdad, se debería afirmar que, a lo largo de los últimos veinticinco años, esta occidentalización se ha reducido o estabilizado, puesto que la ingesta de grasas en Japón ha disminuido ligeramente o es prácticamente idéntica.

A pesar de ello, el número de diabéticos no ha dejado de aumentar. Así pues, la idea de que la occidentalización de la dieta es una de las causas de las enfermedades relacionadas con nuestro estilo de vida ya debería haber desaparecido hace mucho tiempo.

Pensar que la occidentalización de la comida conlleva malos resultados para los japoneses resulta casi adictivo. Además, sus defensores se apoyan en la idea de que la dieta propiamente japonesa es completamente saludable y conviene a todos los japoneses.

¿Y los profesionales sanitarios? No somos conscientes de que sería fundamental que los expertos se dedicasen a cuantificar la idea de la occidentalización de la dieta y a examinar la relación entre las variaciones de los números, así como la prevalencia o incidencia de distintas enfermedades relacionadas con nuestro estilo de vida. Mientras tanto, la gente lo acepta con fe ciega simplemente porque les hace sentir bien hablar de ello como si fueran expertos en la materia.

¿Te suena la «crisis de Okinawa»? Cuando Okinawa volvió a formar parte de Japón, lideraba las listas de esperanza de vida. Pues bien, este fenómeno hace referencia a que, desde finales del siglo XX hasta principios del XXI, Okinawa ha descendido en estas listas, sobre todo, en la sección masculina.

Son muchos los profesionales sanitarios que especulan con la posibilidad de que el motivo subyazca en que Okinawa sea la región con mayor cantidad de gastronomía estadounidense y, por tanto, el elevado consumo de grasas haya llevado a ese descenso en las listas de longevidad.

No obstante, las investigaciones demuestran que, cuando Okinawa volvió a formar parte de Japón, la

proporción de ingesta de grasas era elevada. La esperanza de vida ha ido empeorando a medida que se reducía el consumo de grasas y aumentaba el de carbohidratos. Aunque esta información no esté publicada, formó parte de una de las presentaciones de la conferencia anual de la Sociedad sobre la Diabetes de Japón (Japan Diabetes Society) de 2015: **al tiempo que se reducía el consumo de grasas, disminuía la esperanza de vida en la región de Okinawa.**

No es malo enorgullecerse de la gastronomía japonesa, y yo soy el primero que comparte ese sentimiento. Sin embargo, no habrá futuro para la medicina mientras los profesionales sanitarios decidan ignorar la evidencia sin investigar con el rigor científico que les corresponde.

La expansión de la globalización implica un aumento en el movimiento de las personas y la distribución de mercancías, lo que incluye la gastronomía, entre muchas otras cosas. El incremento de restaurantes japoneses y chinos no es fruto de la orientalización de la comida, sino de la globalización.

A mí me parece maravilloso poder degustar comidas deliciosas de todas partes del mundo sin salir de mi país. En lugar de comparar la gastronomía de distintos países para decidir cuál es mejor o peor, deberíamos pensar en cómo comer de manera saludable con una dieta que se pueda adoptar en cualquier cultura y país. Y una dieta baja en calorías es precisamente eso.

Lo primero que debemos tener en cuenta es que la comida japonesa juega con la desventaja de ser una

gastronomía rica en sal y baja en grasas. Desde mi punto de vista, considero que esta podría ser una de las causas por las que muchos japoneses suelen sufrir hipertensión y hemorragias intracraneales, además de padecer diabetes sin ser obesos.

Cuando se conocen las desventajas, es más fácil prestar atención a nuestra dieta, por lo que es esencial tenerlo claro. En lugar de dejar que nos limiten afirmaciones simples como que la occidentalización de la comida es mala, aprovechemos para disfrutar de todo tipo de gastronomías y mejoremos nuestra salud.

CAPÍTULO 8

¿POR QUÉ NO DEBEMOS DEJAR SIN TRATAR LA FATIGA POR AZÚCAR?

La fatiga por azúcar tiene muchas facetas

En Japón, siempre se ha considerado que una dieta equilibrada se compone de muchos carbohidratos. Durante un día a día ajetreado, a veces no tenemos más remedio que elegir comidas sencillas que suelen incluir muchos carbohidratos e incluso se suele aceptar como algo inevitable. Sin embargo, la fatiga por azúcar no es solo cansancio y bajo rendimiento, sino que puede derivar en distintas enfermedades relacionadas con el estilo de vida.

A partir de este punto, me dedicaré a enumerar los posibles riesgos que comportan las enfermedades provocadas por la fatiga por azúcar. Espero que te sirva para reflexionar sobre tu estilo de vida y, así, mejorar tu dieta.

Durante las revisiones médicas, si el nivel de azúcar en ayunas es de 110 mg/dl o más, se considera diabetes o prediabetes. **Sin embargo, la hiperglucemia postprandial y los picos de azúcar pueden aparecer hasta diez años antes.** Como ya sabrás, en este libro me refiero a los síntomas probablemente causados por la hiperglucеmia postprandial y los picos de azúcar como «fatiga por azúcar».

De todas formas, los síntomas de la fatiga por azúcar difieren entre personas. Mientras algunos sienten somnolencia y aletargamiento, a otros se les abre el apetito o pierden la capacidad para concentrarse y rendir en condiciones.

Sí, actualmente también hay gente con fatiga por azúcar que no sufre ningún síntoma.

Un conocido diabético (una situación mucho peor que la fatiga por azúcar) mejoró su control glucémico tras seguir mis indicaciones para una dieta baja en carbohidratos, pero también hubo otra persona que, tras mejorar sus niveles de glucosa en sangre, seguía sintiendo cansancio. Resulta que, a pesar de que en una revisión médica se reveló que tenía una diabetes grave, no notaba ninguno de sus síntomas. Después de mejorar sus niveles de glucosa en sangre fue cuando se percató de la fatiga por azúcar que antes sentía.

La fatiga por azúcar también se puede cronificar. La gente que ha acabado acostumbrándose a encontrarse mal puede no ser consciente de ello hasta que cambie su alimentación. Tal vez entonces se percate de que rinde más y mejor de lo que antes se creía capaz.

En otras palabras: cuando aparecen los síntomas, la persona no siempre es consciente de la situación.

Una vez, me ofrecí voluntario para llevar a cabo unos análisis de glucosa en sangre. Se medía el nivel de glucosa postprandial y **se observó que dos de cada tres partici-**

pantes superaban los 140 mg/dl. Me dio la impresión de que ese podría ser el porcentaje de población con fatiga por azúcar.

Hay diversas enfermedades y trastornos que son la antesala de la hiperglucemia postprandial y los picos de nivel de glucosa en sangre. Por ejemplo, hay quienes pasan de la obesidad, la hipertensión, la hiperlipidemia y el hígado graso a sufrir cardiopatías y cáncer; otros, de la diabetes a la ceguera o la demencia.

Esta espantosa concatenación de enfermedades se conoce como **«dominó metabólico»**.

Uno de cada dos chinos sufre fatiga por azúcar

Ahora, me dedicaré a explicar lo que ocurre cuando se activa el dominó metabólico. Antes de nada, conviene tener en cuenta que la fatiga por azúcar nos atañe a todos. Aunque hasta el momento no te hayas preocupado por si padeces fatiga por azúcar, a la mayoría de la gente sí la inquietan la obesidad y el síndrome metabólico. Y, a decir verdad, todo se origina mediante el mismo mecanismo.

Uno de cada dos chinos padece hiperglucemia postprandial —que es prácticamente idéntica a la fatiga por azúcar—[1] y con los japoneses seguro que ocurrirá igual. **Esto se debe a que la gente de Asia Oriental segrega menos insulina (más despacio) que los occidentales,**[2, 3] por lo que suelen sufrir hiperglucemia sin necesidad de engordar.

Los occidentales liberan grandes cantidades de insulina para permitir que las células grasas absorban la glucosa intravascular. De esta forma, no presentan niveles de glucosa en sangre anómalos, pero tienen más probabilidades que los japoneses de padecer obesidad severa. Puede que sea más fácil de comprender si equiparamos la fatiga por azúcar que sufren los japoneses debido a la baja secreción de insulina con la obesidad severa de los occidentales. A fin de cuentas, el origen de ambas es el consumo elevado de carbohidratos.[4]

Muchos creen que el síndrome metabólico es una enfermedad propia únicamente de la obesidad y que ellos no corren riesgo de padecerla cuando, en realidad, solo en Japón se considera que la obesidad (acumulación de grasa visceral) es una pieza indispensable del síndrome metabólico.[5] En cuanto al resto del mundo, si se detectan anomalías en el nivel de glucosa en sangre, en la presión sanguínea o en los lípidos, se podría llegar a diagnosticar síndrome metabólico aunque la persona en cuestión no padezca obesidad.

La fatiga por azúcar da comienzo cuando los hombres de mediana edad notan que han ganado peso en la zona del abdomen (aunque no sufran obesidad) y ya habían acudido diez años antes al hospital por una enfermedad relacionada con el estilo de vida.

En cuanto a las mujeres, es posible que sufran fatiga por azúcar cuando, a pesar de reducir las calorías por motivos de estética, notan que su figura apenas cambia.

Una de cada dos personas adultas podría padecer

fatiga por azúcar. Te animo a tomar conciencia de ello para después leer la explicación sobre el dominó metabólico. Trataré de reducir todo lo posible el argot más especializado, pero presta atención a lo que voy a explicar a continuación.

El dominó metabólico provoca diabetes, cáncer, cardiopatías y accidentes cerebrovasculares

Tal y como ilustra el siguiente diagrama, el efecto dominó que genera la fatiga por azúcar (es decir, el dominó metabólico) consta de una serie de afecciones que pueden derivar en enfermedades prolongadas e incluso en la muerte.[6, 7]

En la cima se encuentra la ingesta excesiva de carbohidratos y la hiperglucemia postprandial o, lo que es lo mismo: la fatiga por azúcar.

La parte de la izquierda representa el flujo anómalo de glucosa en sangre; la de la derecha, el resto de flujos. No obstante, esto no implica que la gente que está en la parte derecha no pueda padecer diabetes, así como un diabético también puede desarrollar una enfermedad de la parte derecha. En función de la constitución de cada uno, caerá antes una parte que otra, pero no tiene por qué ser solo una: se podrían desmoronar ambas.

El telón de fondo de este efecto dominó y la aceleración de su caída son **la glicación y el estrés oxidativo** que describía en la primera parte.

El dominó metabólico conlleva distintas enfermedades

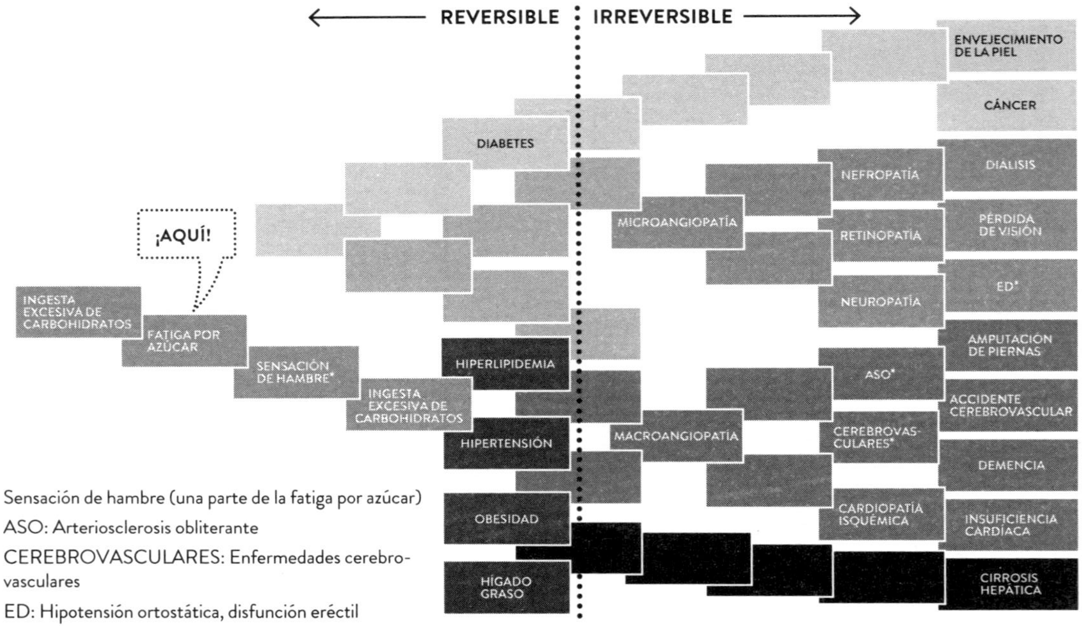

* Sensación de hambre (una parte de la fatiga por azúcar)
* ASO: Arteriosclerosis obliterante
* CEREBROVASCULARES: Enfermedades cerebro-vasculares
* ED: Hipotensión ortostática, disfunción eréctil

Fuente: Modificación basada en Nippon Rinshō, 2003, 61,1837-1843 JAMA Internal Medicine, 2018,178,1098-1103, de Hiroshi Itō.

Piensa en la glicación como el resultado de la hiperglucemia estable (niveles de glucosa en sangre elevados) y en el estrés oxidativo como resultado de una fluctuación grande de la glucosa en sangre (inestabilidad de la glucosa en sangre). La fatiga por azúcar puede generar cualquiera de ellos y crea un círculo vicioso en el que se agravan mutuamente.

La **macroangiopatía** que aparece en la parte central del dominó se refiere a la aterosclerosis que se origina en los vasos sanguíneos de gran calibre. Puede provocar daños en el cerebro, corazón y piernas.

La **microangiopatía** ocasiona lesiones en los vasos capilares y afecta a los órganos internos, ojos y nervios. Por otra parte, la nefropatía, la retinopatía y la neuropatía se conocen por ser las tres grandes complicaciones de la diabetes. Cada una conlleva riesgos tan graves que hay libros de medicina especializados exclusivamente en cada una de ellas.

En la introducción explicaba que, aunque la fatiga por azúcar es reversible, deja de serlo si llega a convertirse en una enfermedad. En el caso de sufrir un accidente cerebrovascular o un infarto, no se recuperan las neuronas o células miocárdicas que mueren. Si se pierde la visión o se está en diálisis, tampoco es posible la recuperación (aunque la diálisis sí que se puede terminar con un trasplante renal).

Sin llegar a esos extremos, en la parte intermedia del dominó, se observa la presencia de varios nombres de enfermedades, tales como diabetes, hipertensión, dislipidemia e hígado graso.

Hay gente de mediana edad y más mayor que esgrime que, aunque no padecen demencia, debido a la gran cantidad de medicamentos que toman por indicación de distintos especialistas, ya no distinguen para qué sirve cada uno.

Un paciente polimedicado es aquel que toma cinco medicamentos con receta o más, algo que no es para nada extraño. Esta situación puede conllevar un riesgo mayor de sufrir efectos adversos e impredecibles por combinar tantos medicamentos distintos.

Se considera que la gente polimedicada se encuentra justo debajo de la mitad del diagrama del dominó, donde se hallan varios diagnósticos de distintas enfermedades. Por supuesto, también hay que mencionar los gastos médicos y el tiempo que se pierde cuando hay que pasar tan a menudo por consulta a pesar de tener obligaciones laborales y familiares.

No obstante, la fatiga por azúcar se sitúa mucho antes de llegar a esta situación, arriba del todo del dominó: es algo reversible y bastante más sencillo de solucionar.

Si eres consciente de sufrir fatiga por azúcar, no es nada exagerado declarar que el resto de los problemas acabarán llegando con el paso del tiempo. No es tarde para cambiar lo que ocurrirá en el futuro. Modifica tu dieta para que las piezas de dominó no acaben desmoronándose. En la tercera parte trataremos este asunto más a fondo.

¿Una de cada dos personas de más de veinte años sufre fatiga por azúcar?

En la parte de la izquierda del dominó metabólico encontramos el flujo anómalo de glucosa en sangre. ¿Cuánta gente lo padece en Japón?

Según los datos que aporta la encuesta nacional de salud y nutrición del Ministerio de Sanidad, Trabajo y Bienestar, hay unos veinte millones de personas en Japón con niveles de glucosa en sangre anómalos (diabetes o prediabetes). Es decir, uno de cada seis japoneses sufre esta anomalía. En quienes superan los cuarenta años, es uno de cada tres o cuatro.

Los términos «diabéticas» y «prediabéticas» se refieren de forma muy concreta a las personas que muy probablemente sufran diabetes y a las que no se puede descartar que la sufran, respectivamente. Estos son los criterios que se siguen para diagnosticarlas:

- Gente que muy probablemente sufra diabetes: su nivel de azúcar en ayunas es de 126 mg/dl o más; su nivel de glucosa postprandial es de 200 mg/dl o más; su hemoglobina A1c es de 6,5 o más.
- Gente que no puede descartar la posibilidad de sufrirla: su nivel de azúcar en ayunas es de 110 a 125 mg/dl; su nivel de glucosa postprandial es de 140 a 199 mg/dl; su hemoglobina A1c es de 6 a 6,5.

En Japón, hay diez millones de personas con prediabetes y otros diez millones con diabetes, por lo que hablamos de veinte millones en total. No hay ningún estudio japonés en el que aparezcan datos concretos sobre la cantidad de gente que padece fatiga por azúcar (hiperglucemia postprandial). No obstante, como ya he mencionado anteriormente, sí que hay datos que demuestran que uno de cada dos adultos la sufre en China.[8]

En la diabetes tipo 1, las células que segregan insulina se destruyen y la insulina no se libera en absoluto durante un breve período de tiempo. En la tipo 2, aunque las células sí que son capaces de segregar insulina, la cantidad resulta insuficiente o bien su función se debilita. Aparte, también hay otros tipos que se deben a distintos mecanismos concretos. En el caso de los japoneses diabéticos, el 95 % padece la tipo 2.

Ten presente que, salvo que indique lo contrario, la diabetes a la que me refiero en este libro es la tipo 2.

La diferencia más obvia entre los occidentales y los japoneses que comparten anomalías en los niveles de glucosa en sangre es que hay pocos japoneses que sufran sobrepeso. El IMC (índice de masa corporal) promedio de los diabéticos japoneses se sitúa en 24,4.[9] No supera el IMC por el que se considera a una persona obesa en Japón, que es 25. **La definición de las anomalías de la glucosa en sangre como algo que sufren las personas con sobrepeso es algo que no se cumple en Japón.**

Como ya vengo repitiendo varias veces, el motivo radica en la **debilitada capacidad de segregar insulina inherente a los japoneses.** Conviene volver a mencionar que la ingesta de carbohidratos es similar tanto en los procesos a la hora de engordar de los occidentales como en la fatiga por azúcar de los japoneses.

En el caso de los occidentales, como poseen una enorme capacidad de segregar insulina, consumen carbohidratos en grandes cantidades y la insulina se segrega en igual medida. Ese esfuerzo provoca que el azúcar se transforme rápidamente en grasa, lo que deriva en obesidad y, después, provoca niveles de glucosa en sangre anómalos cuando las hormonas (llamadas «adipocinas») que segregan las células grasas obstaculizan los procesos de la insulina.

Por otro lado, la capacidad de segregar insulina de los japoneses es limitada. Después de consumir cierta cantidad de carbohidratos, no se produce insulina al ritmo que sería necesario, y esto provoca una hiperglucemia que llena de azúcar el flujo sanguíneo sin provocar un aumento de peso. Si alguien con fatiga por azúcar se ha estado esforzando por perder peso y sigue sin notar cambios, podría deberse a que continúa segregando toda la insulina posible, aunque su hiperglucemia postprandial haya mejorado en cierta medida.

Si la hiperglucemia postprandial se prolonga en el tiempo, puede derivar en una diabetes debido a la glucotoxicidad, un mecanismo mediante el cual la propia hiperglucemia reduce la segregación de insulina y debilita su función, algo que incrementa aún más los niveles de glucosa en sangre. Se considera reversible a corto plazo. No obstante, sería irreversible si se llegara a prolongar durante años.

La cantidad de glucosa que produce el hígado también aumenta a unos 250 g al día (una persona sana genera unos 150 g al día),[10] por lo que la hiperglucemia se convierte en algo habitual. Y no solo tras las comidas; antes del desayuno, los niveles de glucosa en sangre también son los propios de la hiperglucemia. Como resultado, la diabetes llegaría unos años después.

Si se acaba desarrollando diabetes, es muy difícil recuperarse por completo. Por eso, conviene identificar la fatiga por azúcar y empezar a actuar en esta fase.

En el caso de padecer diabetes, se pauta un tratamiento para controlar los niveles de glucosa en sangre y evitar que se originen complicaciones (macroangiopatías y microangiopatías). No obstante, debido a la glucotoxicidad existente en el cuerpo, la dieta y el ejercicio por sí solos no funcionarán y habrá que recurrir a un número importante de medicamentos.

¿Qué gastos médicos comporta la fatiga por azúcar?

Lo que nos gustaría es que quienes están en la fase de la fatiga por azúcar entendieran que, al actuar, están invirtiendo en su salud.

Muchos han señalado que comer restringiendo los carbohidratos (mucha proteína, grasas saludables y pocos carbohidratos) es más caro que llevar una dieta fundamentalmente de carbohidratos.

En efecto: los gastos aumentarán. La comida con muchos carbohidratos se puede almacenar a temperatura ambiente durante períodos largos de tiempo y suele costar poco dinero. Las proteínas y las grasas suelen requerir refrigeración, lo que equivale a un mayor gasto.

Pero, en cierto modo, ese gasto es una inversión en nosotros y en nuestra salud. De hecho, acabaremos ganando por mucho.

Si resulta que los niveles de glucosa en sangre son anómalos y necesitamos medicación o si se llegasen a originar complicaciones (macroangiopatías y microangiopatías), los recursos económicos que nos veríamos obligados a invertir en nuestra salud serían elevadísimos.

En la actualidad, el coste del tratamiento para la diabetes por persona en Japón oscila entre 40.000 yenes (unos 260 euros) y 130.000 yenes (unos 830 euros) al año (suponiendo que la persona cuente con un seguro y solo pague el 30 %). Además, los gastos en dieta y ejercicio personalizado para controlar la enfermedad salen del propio bolsillo. Y si añadimos los gastos derivados del tratamiento de complicaciones varias, accidentes cerebrovasculares, cardiopatías o la prevención de la ceguera, las cifras aumentan. Quizás te sorprenda saber que el tratamiento ocular cuesta unos 150.000 yenes (unos 960 euros) y que se requieren varias sesiones.

Por otro lado, hoy en día hay muchas empresas que se preocupan por la salud de sus empleados. Supuestamente, esto se debe a que las pérdidas provocadas por los empleados que van a trabajar (presentismo) en malas condiciones de salud y, por tanto, no rinden al máximo son mayores que las que causan quienes se ausentan de su puesto de trabajo o se van antes debido a una enfermedad (absentismo). Esto se puede interpretar como una señal de que los empleados que no rinden igual debido a la fatiga por azúcar deberían animarse a comer sano. Teniendo en cuenta no solo los gastos médicos individuales, sino también nuestra contribución como parte de la sociedad, dedicar cierta cantidad de dinero a comprar comida que mejore nuestra salud podría conllevar una mejora de nuestra productividad y, por extensión, incluso un aumento de sueldo.

Por eso, me alegra tanto comprobar que cada vez se vende más comida baja en carbohidratos en las tiendas y los supermercados.

En la tercera parte comentaré que hay más de mil productos con el sello «*low carb*» en el mercado. Aunque, a decir verdad, no es necesario comprar nada especial ni ir a comer a ningún sitio en concreto para consumir productos bajos en carbohidratos.

Que no se derrumbe el dominó metabólico

En la parte izquierda del dominó metabólico se encuentran la obesidad, la hipertensión y la dislipidemia. Como diabetólogo que soy, evitaré describir minuciosamente esta parte, pero sí te aviso de que también podría costarte dinero.

Por ejemplo: una inyección para bajar el colesterol (un tratamiento especial que se denomina inhibidor anticuerpos PCSK9) le cuesta al paciente 14.000 yenes (unos

90 euros) al mes. Hay personas que deben inyectárselo durante varios años, por lo que su precio acaba resultando muy elevado.

Como ya he mencionado, es muy difícil curarse de la diabetes. El dominó metabólico es irreversible cuando se derrumba hasta ese punto. Por eso, debe detenerse cuanto antes, esto es, lo más arriba posible.

Si se modifica la dieta en el momento en el que se padece fatiga por azúcar, es posible frenar la caída de las fichas del dominó metabólico o incluso revertir la situación.

Cuando vayas a tu revisión médica anual y te detecten cierta irregularidad que no requiere tratamiento, pero sí seguimiento, fíjate en ella al año siguiente. Si compruebas que ya no se indica, puedes considerar que has revertido el dominó metabólico.

PARTE III

UNA MANERA DELICIOSA DE COMER PARA SOLUCIONAR LA FATIGA POR AZÚCAR

CAPÍTULO 9

LAS SIETE REGLAS PARA SOLUCIONAR LA FATIGA POR AZÚCAR. ¡INCLUSO YO, SIENDO DIABETÓLOGO, EXPERIMENTÉ UN GRAN CAMBIO!

¡Controlemos solamente los carbohidratos que aumentan el nivel de glucosa en sangre y disfrutemos de una comida deliciosa!

Durante los años 2006 y 2007, aunque ya trabajaba como diabetólogo, pesaba unos 8 kg más que ahora. Tomaba comida preparada, tenía un nivel de glucosa de 208 mg/dl y mi presión arterial estaba alrededor de los 140/90 mmHg. En definitiva: me encontraba en una situación en la que no habría sido extraño que me diagnosticaran diabetes o hipertensión.

Sabía que tenía que perder peso y seguir una dieta baja en calorías, pero se me hacía insoportable y terminaba dándome atracones de helado a medianoche, lo que desembocaba en un efecto rebote. Además, al mediodía comía siempre *zaru soba* y, a raíz de eso, sufría una terrible somnolencia durante la tarde.

Sin embargo, a partir de 2009 empecé a seguir la dieta *low carb*. El peso que tengo ahora es el mismo que cuando tenía veinte años; a veces, mi presión arterial sistólica llega a estar por debajo de los 100 mmHg y ya no tengo somnolencia por las tardes. Cada día como hasta saciarme y tanto mi rendimiento como mi peso han mejorado. Si quiero darme un capricho, consumo alimentos que contienen menos de 10 g de carbohidratos y, obviamente, ya no como helados por la noche.

Y esto no solo me ha ocurrido a mí. Aunque ha habido algunas excepciones, la mayoría de los pacientes a los que he guiado en la dieta *low carb* no han sufrido el temido efecto rebote, ni siquiera después de varios años. Los datos muestran que todos han mantenido unos niveles estables y seguros de glucosa en sangre durante mucho tiempo (estoy en proceso de publicar un artículo académico al respecto).

No existen datos que demuestren que otra dieta proporcione esta eficacia y seguridad a largo plazo. Por ejemplo, se han llevado a cabo estudios de restricción calórica en japoneses en los que se observa que, al cabo de tres años, todo el grupo había sufrido el efecto rebote y habían llegado a pesar incluso más que antes de iniciar la dieta.[1]

En otra prueba compararon una dieta de restricción extrema de carbohidratos con una de restricción moderada durante diez semanas. Aunque con la dieta de restricción extrema el peso mejoró de forma constante durante las primeras seis semanas, después todos sufrieron un efecto rebote completo.[2]

En realidad, existen estudios que demuestran que repetir estas fluctuaciones de peso (fenómeno conocido como «efecto yoyó» o «ciclo de peso») aumenta la tasa de mortalidad.[3]

Por eso, recomiendo con toda confianza la dieta *low carb*, que se puede mantener estable durante mucho tiempo y cuenta con el respaldo de estudios y base científica.

El nombre de la dieta proviene del inglés «*low carbohidrate*», que significa 'bajo en carbohidratos'. **Se refiere a hacer una restricción moderada de los carbohidratos y no una restricción extrema de consumo cero.** Para los japoneses, dado que muchos suelen padecer fatiga por azúcar, es un nivel más que adecuado.

Las siete reglas de la dieta *low carb* son las siguientes

Regla n.º 1: Limitar la ingesta de carbohidratos a entre 70 y 130 g al día (entre 20 y 40 g por comida tres veces al día y 10 g en tentempiés).

Regla n.º 2: Comer hasta saciarse.

Regla n.º 3: ¡No preocuparse en absoluto por las calorías!

Regla n.º 4: Consumir proteínas, grasas y fibra.

Regla n.º 5: ¡No preocuparse por el equilibrio entre carbohidratos, proteínas y grasa!

Regla n.º 6: ¡No ponerse estricto y evitar los carbohidratos! ¡Eso es un error!

Regla n.º 7: Nada de comer rápido y recordar ingerir los carbohidratos al final.

Reducir el aceite tiene un efecto contrario en la grasa abdominal

La *low carb* es una dieta que a veces suena hasta difícil de creer de lo bien que puedes llegar a comer. La clave no es solo la restricción moderada de carbohidratos, **sino también consumir suficientes grasas y proteínas y sentir saciedad después de una comida.**

Antes de empezar a explicar cómo consumir los carbohidratos, empezaré hablándote de algo que siempre emociona a quienes explico este método: **comer suficientes aceites y proteínas.**

Hay quienes ven los aceites (grasas) como enemigos y hacen todo lo posible por no ingerirlos para evitar engordar y prevenir enfermedades.

Sin embargo, se basan en información que ya ha quedado obsoleta. La idea general de que consumir grasas en exceso es malo para la salud se propuso entre las décadas de 1950 y 1970 y provenía de unos estudios que afirmaban que en los países en los que se ingería gran cantidad de grasas había más gente que padecía enfermedades cardíacas.[4]

El exceso de grasas se propaga por todo el organismo a través de la sangre y puede provocar dislipidemia. Si las células grasas la absorben, puede provocar arteriosclerosis y, finalmente, ser la causa de enfermedades mortales como el infarto de miocardio o el ictus. Creo que es una idea muy simple y fácil de entender.

Sin embargo, en una prueba que pretendía verificar si realmente se perdía peso de manera eficiente reduciendo las grasas y eliminando calorías, se compararon tres grupos. El grupo que adoptó esta manera de comer, es decir, el que restringió las grasas y las calorías, fue el que tuvo una pérdida de peso más débil. En comparación, el grupo que seguía la dieta con una restricción de calorías, pero un consumo activo de grasas, obtuvo mejores resultados. Sin embargo, el grupo con restricción moderada de carbohidratos (con una ingesta de carbohidratos similar a la de la dieta *low carb*, limitada a 120 g al día) obtuvo una mayor pérdida de peso. En este último grupo no había limitación alguna de calorías, grasas ni proteínas.[5]

Fue justamente este estudio el que me llevó a apostar por esta dieta. Cuando se publicaron los resultados de las pruebas, en 2008, nadie se explicaba cómo habían podido obtener esos resultados.

No fue hasta alrededor de 2013 cuando surgieron varias investigaciones que explicaron su mecanismo. En ellas constataron que **reducir las grasas podía ayu-**

dar a disminuir el gasto calórico en 300 kcal al día.[6] Además, se descubrió que, **al consumir proteínas y grasas, se elevan los niveles de las hormonas que generan la sensación de saciedad, y se mantienen altos, a la vez que se mantienen bajos los niveles de las hormonas que provocan la sensación de hambre.**[7]

Durante casi cincuenta años se ha creído que reducir las grasas y los aceites era bueno para la salud, pero en 2008 quedó claro que este tipo de dieta no tenía ningún sentido. Lamentablemente, no muchos profesionales de la salud conocen esto, de ahí que hoy en día siga habiendo tantos médicos y dietistas que siguen recomendando dietas con restricción de grasas. Por favor, no te dejes engatusar por planes dietéticos del siglo pasado.

Por cierto, un ensayo clínico aleatorizado a gran escala realizado con cincuenta mil participantes en 2006 mostró que, en general, la dieta con restricción de grasas no previene la arteriosclerosis.[8] Aunque no se dijo nada en su momento, un estudio secundario, publicado en 2017, demostró que había un claro aumento de recurrencia y mortalidad en quienes ya tenían alguna enfermedad cardíaca en el momento de participar en el estudio.[9] Además, reveló que las dietas con restricción de grasas aumentaban más los niveles de glucosa en sangre en personas con diabetes (es decir, personas con una fatiga por azúcar muy elevada).[10] Eso es preocupante, porque significa que empeora la sensación de fatiga por azúcar en las personas que ya la padecen y, encima, contribuye al desarrollo de la enfermedad.

Espero que con esto entiendas que, desde 2017, la restricción de grasas no se considera un método dietético lógico y que puede llegar a ser una dieta muy peligrosa para mucha gente.

Los japoneses deberían comer más mantequilla y grasa animal

Muchas personas se preocupan por la calidad de las grasas que ingieren y creen que las de origen animal, es decir, las grasas saturadas, son el problema. Sin embargo, en 2013, un grupo de investigación de Sídney publicó un estudio en el que se demostraba que reducir o eliminar el consumo de grasa animal solo aumentaba la tasa de mortalidad.[11]

A raíz de esto, en junio de 2014, se publicó una revista con las palabras «*Eat butter*» ('Come mantequilla') en la portada. Se trataba de *Time*, una revista de publicación semanal distribuida en doscientos países y leída por más de veinte millones de personas.[12] Esta revista publicó un artículo especial en el cual se informaba de que la restricción de grasas era una idea totalmente errónea. En 2016, un grupo de Minnesota publicó un estudio casi idéntico.[13]

Por cierto, también salió un artículo en el que se afirmaba que cuanta más cantidad de grasas animales ingieren los japoneses, menor es la tasa de incidencia de hemorragias cerebrales.[14] La restricción de grasas animales ni siquiera consigue la aprobación de estudios observacionales, de modo que todos los que argumentan que los japoneses deberían limitar el consumo de grasas animales tendrían que presentar pruebas científicas que avalen tal afirmación.

No tiene ningún sentido reducir la ingesta de huevos por miedo al colesterol

La revista *Time*, de la que acabo de hablar, publicó un artículo en los años ochenta sobre la necesidad de reducir la ingesta de huevos y mantequilla.[15] En esa época, además de limitar el consumo de grasas saturadas (como la mantequilla), también se recomendaba limitar el colesterol (como el de los huevos). Seguro que habrás oído alguna vez eso de que solo se puede comer un huevo al día, ¿verdad?

Sin embargo, las normas actuales de ingesta de alimentos ya no establecen ningún límite. **Esto se debe a que, cuando se reduce la ingesta de colesterol, el hígado lo sintetiza y lo libera en la sangre. En cambio, cuando se aumenta la cantidad, el hígado detiene dicha síntesis.**

Obviamente, existen datos que demuestran que hay hábitos alimentarios que pueden tener un cierto impacto en el colesterol. Por ello, siempre recomiendo a mis pacientes con hipercolesterolemia que ingieran activamente nueces, frutos secos y soja. También hay artículos que confirman que la dieta *low carb* mejora un poco los niveles de colesterol.[16]

Sin embargo, no existen ensayos clínicos aleatorizados que demuestren que ciertos métodos dietéticos mejoren significativamente la hipercolesterolemia durante varios años, ni tampoco que prevengan enfermedades cardíacas ni derrames cerebrales. Es decir, que solamente se han comprobado efectos a corto plazo o bastante superficiales.

En el caso de padecer hipercolesterolemia, el nivel de reducción necesario sería superior a 50 mg/dl, y eso se puede conseguir fácilmente con farmacoterapia. Este tipo de fármacos, conocidos como «estatinas», también son eficaces para prevenir enfermedades arterioscleróticas, como las cardiopatías.[17, 18]

Por cierto, cabe mencionar que se hizo un ensayo clínico aleatorizado comparando dos grupos: el primero comía huevos enteros de forma regular y el segundo eliminaba las yemas. El resultado fue que no se encontraron diferencias entre ambos grupos, aunque el que comía huevos enteros mostró una mejora en el metabolismo de los carbohidratos.[19] En resumen: reducir la ingesta de colesterol en la dieta no tiene ningún impacto en el nivel de colesterol en sangre ni tampoco previene la arteriosclerosis. Tenlo en mente, por favor.

Para saciarse, es mejor optar por carne o mantequilla que por arroz

Hay quienes tienen grabado en la mente que, si no comen arroz, no se saciarán. **Sin embargo, está científica-**

mente probado que lo mejor para saciar el estómago es comer carne y mantequilla.

Comer una cantidad adecuada de grasas y proteínas aumenta la secreción de hormonas gastrointestinales, como el péptido similar al glucagón-1 (GLP-1) y el péptido YY (PYY), lo que provoca esa sensación de «¡Uf! ¡Qué lleno estoy! ¡No puedo comer más!».[20, 21] Y, aunque se ingieran más grasas, es muy difícil llegar a tal exceso calórico que comporte un aumento de peso.

Aparte, **las grasas y las proteínas controlan la secreción de la hormona que provoca el hambre, la grelina, haciendo que la sensación de saciedad dure mucho más tiempo. Por el contrario, los carbohidratos tienen un efecto muy débil sobre ella, lo que aumenta la sensación de hambre, aunque se coma mucho.**[22, 23]

Así pues, si estás haciendo dieta y quieres controlar el exceso de comida y no picotear tanto, lo más recomendable es que comas correctamente en vez de eliminar las grasas.

Añadir mayonesa provoca que los niveles de glucosa en sangre no suban de manera drástica

Desde el punto de vista de la prevención de la fatiga por azúcar o fatiga postprandial, la ingesta de grasas es fundamental.

Se hizo un estudio en el que se compararon cuatro tipos de menús para investigar cómo variaba la glucosa en sangre después de las comidas. El primer menú, de 300 kcal, que consistía solamente en arroz blanco, fue con el que más aumentó el nivel de glucosa en sangre. El segundo menú tenía la misma cantidad de arroz que el anterior, pero también incluía tofu y huevo (proteína), por lo que terminaba siendo un plato de 400 kcal, y produjo un aumento menor que el anterior. El menú con el que menos aumentó la glucosa consistía en una comida de 500 kcal que, además de los ingredientes anteriores, también contenía mayonesa y espinacas (fibra).

La reducción más drástica en los niveles de glucosa fue cuando se añadió mayonesa. En el estudio se examinó ese mecanismo y se descubrió que el consumo de grasas y aceites aumentaba la secreción del GIP, el péptido insulinotrópico dependiente de la glucosa.[24]

Las hormonas GIP y GLP-1, mencionadas anteriormente, se conocen como «hormonas incretinas». Ya he mencionado varias veces este término, pero para que quede claro: las incretinas son hormonas que se producen en el intestino y aumentan la segregación y liberación de insulina.

A pesar de que estas hormonas secretan insulina, no provocan hipoglucemia, fenómeno que sucede cuando hay un exceso de insulina. La secreción de insulina depende de la glucosa, por lo que solo se libera cuando los niveles de glucosa en sangre son altos.

Se solía temer que la secreción de insulina provocara obesidad, ya que las calorías se introducen en las células grasas, pero se dieron cuenta de que, al inyectar estas hormonas a los diabéticos, aumenta su sensación de saciedad, y esto podría llegar a ser útil para tratar la obesidad.

Sin embargo, últimamente ha habido una escasez global de estas inyecciones porque se han prescrito incluso a gente que no padece diabetes, lo que ha llevado a que quienes sí la padecen no puedan recurrir al tratamiento. Estos medicamentos también ayudan a mejorar la obesidad, por eso se ha generado una gran demanda.

En resumen: consumir proteínas para estimular la secreción de GLP-1 y grasas para activar el GIP no solo mejora la fatiga por azúcar, sino que contribuye a mantener y conseguir un peso corporal adecuado a la edad.

CAPÍTULO 10

¡PODEMOS COMER PAN Y ARROZ! NO SEAMOS TAN ESTRICTOS CON EL CONTROL DE LOS CARBOHIDRATOS

La cantidad apropiada de carbohidratos para quienes padecen de fatiga por azúcar

Antes he hablado de las grasas y proteínas. Así pues, ahora hablaré de la ingesta de carbohidratos siguiendo la dieta *low carb*.

¿Qué cantidad de carbohidratos es la adecuada para prevenir y acabar con la fatiga por azúcar?

El cerebro y los glóbulos rojos son las únicas células del cuerpo que no utilizan las grasas como fuente de energía. Funcionan casi exclusivamente a partir de carbohidratos y necesitan aproximadamente 130 g al día.[1, 2] Este límite se fijó de acuerdo con la Asociación Estadounidense de la Diabetes, pues es una cantidad que puede ser procesada por el organismo sin necesidad de que el cuerpo secrete grandes cantidades de insulina.

Partamos de que se toman tres comidas al día: si dividimos la cantidad máxima de carbohidratos del día entre ellas, nos da un total de 43,3 g por comida. Si lo redondeamos al número entero más próximo, nos salen unos 40 g de carbohidratos por comida.

No tiene ningún sentido comer tres raciones de 40 g en una sentada, ya que esto solo provocaría un aumento del nivel de glucosa en sangre después de comer. Lo mínimo sería comer tres veces al día y que esto, combinado con 10 g de algo de picoteo, no superara en total los 130 g diarios.

Si tomas cuatro comidas al día, entonces la cantidad máxima de carbohidratos por comida será de 30 g. Si tomas cinco, el máximo será de 24 g.

Por otra parte, el hígado produce 150 g al día de carbohidratos.[3] Eso significa que, esencialmente, las necesidades del cerebro y de los glóbulos rojos ya quedan cubiertas aun sin ingerir carbohidratos. Entonces, ¿se puede vivir sin comer carbohidratos? En teoría, sí. Pero en mi familia hemos optado por no prescindir de ellos en nuestra dieta y establecer un límite.

El cuerpo humano cuenta con un mecanismo que, cuando la ingesta diaria de carbohidratos cae por debajo de 50 g, comienza a descomponer la grasa subcutánea y utiliza sus componentes en el hígado para producir cuerpos cetónicos. Estos cuerpos cetónicos se emplean como fuente de energía, especialmente por parte del cerebro y el resto del organismo.

Los cuerpos cetónicos son una fuente de energía muy eficiente que casi todas las células pueden utilizar. Por ejemplo, para el cerebro, representan una fuente de energía incluso superior a la glucosa. De hecho, la dieta cetogénica, que consiste básicamente en una ingesta diaria de carbohidratos inferior a 50 g, se utiliza como tratamiento para la epilepsia, una enfermedad neurológica. Recientemente, también ha generado interés su posible eficacia para tratar enfermedades como la demencia y el párkinson.

Aun así, parece que algunas personas no tienen esta capacidad congénita de utilizar correctamente los cuerpos cetónicos. Hay muchos casos en los que la dieta cetogénica ha provocado hipercetonemia grave, llegando incluso a la pérdida de consciencia.[4] A pesar de eso, las pruebas para detectar alteraciones en el metabolismo de los cuerpos cetónicos no son muy frecuentes.

Tengo constancia de que mucha gente con epilepsia y otras enfermedades ha empezado esta dieta, pero les ha costado bastante seguirla, y la mayoría la han terminado abandonando al cabo de los años.[5]

Para prevenir posibles problemas en caso de tener un trastorno del metabolismo de los cuerpos cetónicos, recomiendo consumir una cantidad moderada de carbohidratos para no activar la síntesis de estos cuerpos.

En este caso, no se debería bajar de los 50 g de carbohidratos diarios. Esto, dividido entre tres comidas al día, resulta en 16,6 g por comida. Si redondeamos al entero más cercano, podemos establecer unos 20 g de carbohidratos por comida.

Si sospechas que sufres el fenómeno del alba, que ya he explicado anteriormente, te recomiendo que limites la ingesta de carbohidratos en el desayuno a 20 g justos. Mi esposa y yo seguimos esta práctica para el desayuno y, durante la cena, con la ayuda del alcohol para controlar la hiperglucemia postprandial (y a veces siendo un tanto indulgentes), a menudo superamos los 40 g de carbohidratos. Sin embargo, incluso en esos casos, intentamos que nuestros niveles de glucosa en sangre no excedan nunca los 140 mg/dl.

Se puede comer una bola de arroz por comida

Para la cantidad de carbohidratos por comida, tomaremos como referencia un *onigiri*, o bola de arroz, de 100 g de arroz cocido, que equivaldría a unos 40 g de carbohidratos. Esto nos puede servir como una guía para controlar la ingesta de carbohidratos en cada comida.

Si siempre has comido raciones muy grandes de arroz, puede que al principio te resulte difícil. En tal caso, empieza comiendo la mitad de tu ración habitual. Lo mismo con el pan: si solías comer dos rebanadas, come solamente una.

Ante todo, ¡no te limites a reducir los alimentos básicos! **¡Recuerda saciar el hambre comiendo más guarniciones!**

En la dieta *low carb* no hay que renunciar a lo que uno está acostumbrado a comer. En ella solamente se reducen los alimentos ricos en carbohidratos, pero, a cambio, se aumenta el consumo de proteínas, grasas y fibra, lo que permite seguir disfrutando de las comidas, aunque esto pueda comportar una adaptación personal.

Con seguir la regla de empezar comiendo la mitad, pronto deberíamos notar mejoras en la salud. A partir de ahí, seguiríamos con la regla de consumir 130 g de carbohidratos al día, sin importarnos las calorías, y comer abundantes proteínas y grasas. Si lo pruebas, verás que tampoco es una dieta muy difícil de seguir.

Una vez domines los puntos clave, eliminarás la fatiga por azúcar y detendrás el efecto dominó en los problemas de salud. Tener una base sólida en cuanto a la salud te proporcionará mucha más tranquilidad. Te animo a que lo pruebes.

Así es cómo se leen las etiquetas nutricionales

Hay quienes quieren controlar la cantidad de carbohidratos que consumen, pero no saben cómo hacerlo y, probablemente, esta es una de las razones por las que muchos terminan consumiendo un exceso de carbohidratos, lo que termina en fatiga por azúcar. **Esto se debe a que las empresas no tienen la obligación de poner el contenido exacto de carbohidratos en las etiquetas nutricionales.**

Hagamos un pequeño recordatorio: los glúcidos son la parte de los carbohidratos a la que se ha extraído la fibra, aunque en este libro, por conveniencia, uso el término «carbohidratos» para referirme a ambos. Algunas etiquetas nutricionales indican la cantidad de carbohidratos y fibra que contiene el producto, pero lo más habitual es que no lo hagan. La fibra es un nutriente que deberíamos consumir de forma activa, por lo que, al igual que sucede con los carbohidratos, sería beneficioso para los consumidores que se indicara claramente la cantidad en las etiquetas de información nutricional.

Según las reglas de etiquetado de la Agencia de Asuntos del Consumidor de Japón, es obligatorio declarar la cantidad de carbohidratos totales, pero no desglosarlos en carbohidratos y fibra. Esto se debe a que la definición y los métodos de medición de la fibra dietética se han establecido a nivel global muy recientemente.

Pero este no es el único problema del etiquetado de alimentos actual. Y es que resulta que, **debido a ciertas reglas, hay edulcorantes artificiales que se contabilizan como carbohidratos cuando no elevan la glucosa en sangre.** Por eso hay gelatinas que, aunque no aumenten en absoluto los niveles de glucosa en sangre, se venden con la indicación de que contienen cierta cantidad de carbohidratos.

CAPÍTULO 11

LA COMIDA RÁPIDA Y LOS DULCES NO TIENEN POR QUÉ PROHIBIRSE

¡La comida rápida no es el diablo! Cómo comerla para prevenir la fatiga por azúcar

Estoy seguro de que muchas personas a quienes les encanta la comida rápida la evitan alegando que quieren cuidar su salud. Si te digo la verdad, a mí también me encanta. La comida rápida es sabrosa y asequible, pero también es cierto que se considera una de las principales causantes de enfermedades cotidianas e incluso el enemigo número uno de la salud.

A continuación, te explicaré cómo disfrutar de la comida rápida mientras evitas la fatiga por azúcar y mejoras tu salud y rendimiento.

Si seguimos la idea de tomar «**comida con carbohidratos moderados y suficiente grasa y proteína**», podemos escoger casi cualquier menú de los restaurantes de comida rápida. Se puede prevenir la fatiga por azúcar añadiendo carbohidratos a la dieta (lo que aumenta también la satisfacción), en lugar de reducirlos y quedarse con las ganas.

Empecemos por la premisa de que **un simple pan de hamburguesa ya contiene 30 g de carbohidratos** (recordemos que una bola de arroz contiene 40 g, aproximadamente).

Así, puedes escoger un menú de comida rápida teniendo en cuenta que solo podrás comer una hamburguesa. Pero esto no basta, así que debes asegurarte de añadir algún ingrediente que la acompañe. Doble de carne o doble de queso, o los dos, lo que quieras, pero asegúrate de añadir algo más.

Como acompañamiento, prescinde de las patatas fritas y escoge mejor los *nuggets*. Dependiendo del número de *nuggets* que escojas, podrías superar, junto con la hamburguesa, los 40 g de carbohidratos, pero sería una diferencia bastante insignificante. Siempre que tengas cuidado de no pasarte con el kétchup o cualquier otra salsa, el exceso de carbohidratos no te provocará hiperglucemia postprandial o fatiga por azúcar. **Las proteínas y grasas actuarán como freno y, aunque la comida supere los carbohidratos de una bola de arroz, podrás mantener bajo control el aumento de los niveles de glucosa.**

Otra opción sería escoger una ensalada en vez de los *nuggets*. Como bebida, podrías tomar una con cero azúcares, té o café.

Por otro lado, los huevos revueltos, los huevos con jamón, los huevos cocidos, el pollo frito y las ensaladas de verduras son ricos en proteínas y grasas, así como bajos en carbohidratos. La adición de cualquiera de estos elementos es totalmente aceptable, por lo que la recomiendo activamente.

Pongamos un ejemplo: hamburguesa con doble de carne y queso, con abundante lechuga, panceta, huevos y mayonesa para acompañar. También podrías añadir ingredientes extras como pepino, tomate o perejil. ¡Ya verás lo placentero que es personalizar las comidas!

Ahora bien, si lo que te gusta es el pollo frito, también puedes pedírtelo. Una pieza de pollo frito normal contiene, debido a la harina, unos 10 g de carbohidratos. **Con cuatro piezas de pollo frito y una ensalada de col pequeña, o una hamburguesa y una pieza de pollo, llegarás perfectamente a los 40 g por comida.**

¿Dejar de beber alcohol provoca un aumento de glucosa en sangre?

Si te gusta beber alcohol, también debes tener en cuenta qué bebes. En este caso, desde el punto de vista de la glucemia, el alcohol es para disfrutarlo. **Los destilados, como el *shōchū*,[1] el *whisky*, la ginebra y el vodka, no contienen carbohidratos, así que no hay ningún problema con ninguno de ellos.**

En cambio, las bebidas fermentadas sí contienen carbohidratos. El sake contiene entre 8 y 9 g de carbohidratos por cada copita. Así que, si ajustas bien la comida, podrías beberte dos. En cuanto a la cerveza, podrías disfrutar sin problemas del primer vaso (500 ml), pero, para

Condimentos con más cantidad de carbohidratos

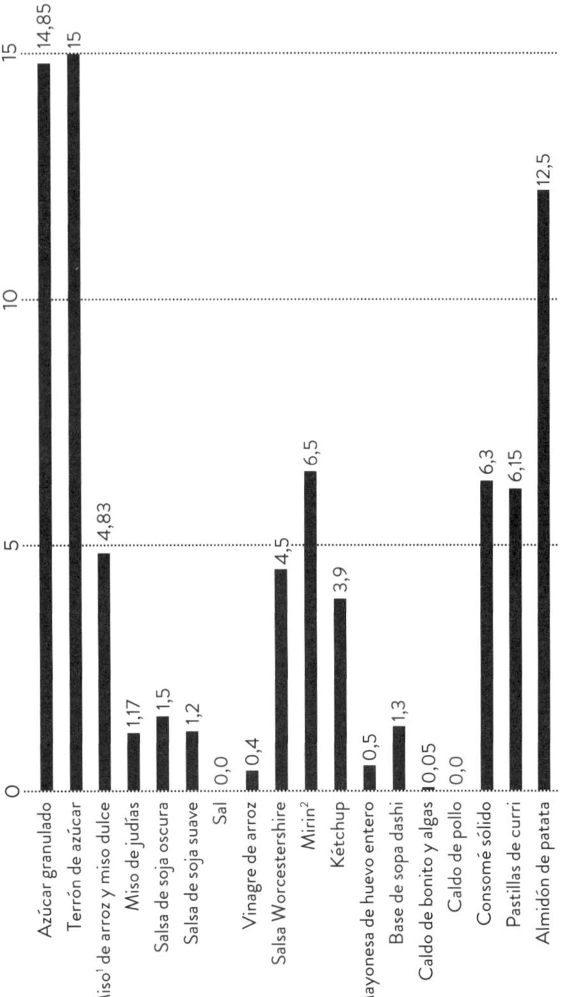

[1] Condimento a base de semillas de soja o cereales y sal marina fermentadas con el hongo *koji*.
[2] Condimento con un suave sabor dulce. Es similar al *sake*, pero con bajo contenido alcohólico.

ALCOHOL CON MÁS CANTIDAD DE CARBOHIDRATOS

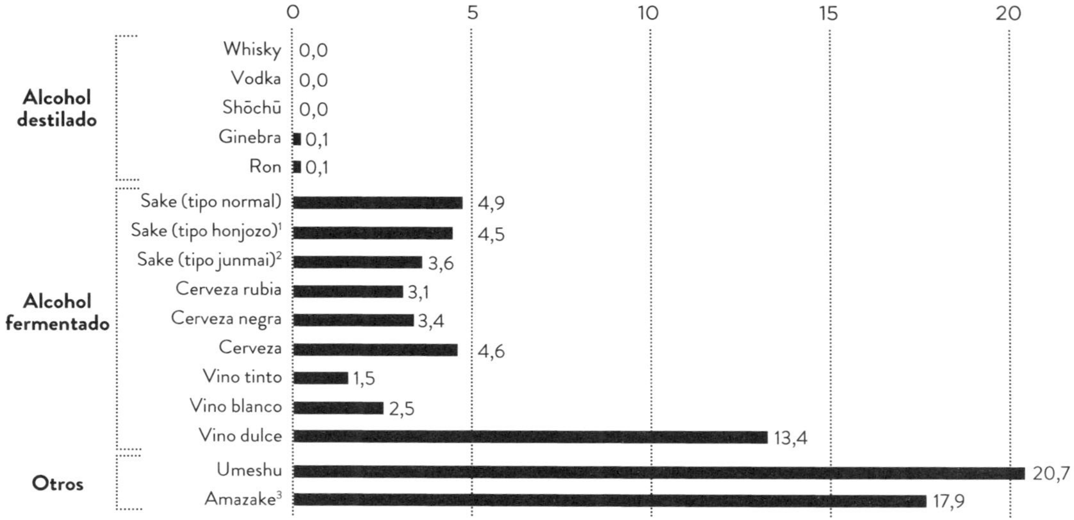

[1] Tipo de *sake*. Está elaborado con arroz, agua, hongo *koji* y alcohol neutro.
[2] Tipo de *sake* de alta calidad. Está elaborado únicamente con arroz, agua y hongo *koji*.
[3] Bebida dulce tradicional japonesa, elaborada con arroz fermentado.

la segunda ronda, sería mejor optar por un cóctel o una bebida baja en carbohidratos.

Si la cerveza no contiene carbohidratos, no hay ningún problema, al igual que con los licores destilados. **En cuanto al vino, una copa de vino seco contiene menos de 1 g de carbohidratos. Media botella contiene unos 5 g más o menos.**

Además, ¡buenas noticias para los bebedores! Un grupo científico de Australia llevó a cabo el siguiente estudio.

Primero, examinaron cómo afecta el consumo de bebidas alcohólicas por sí solas a los niveles de glucosa. Los resultados mostraron que la cerveza era la que más aumentaba los niveles de glucosa en sangre, mientras que el vino o la ginebra no tenían ningún impacto, lo cual era predecible porque no contienen carbohidratos.

Lo siguiente que examinaron fue qué sucedía con los niveles de glucosa cuando se mezclaba la bebida con comida, en ese caso, con pan. El vino y la ginebra fueron los que menos aumentaron los niveles de glucosa, como era de esperar. **Sin embargo, lo más sorprendente fue descubrir que, al consumir pan con cerveza, los niveles de glucosa quedaban más estables que consumiendo pan con agua.**[2]

¿Por qué el consumo de pan con cerveza, que contiene más carbohidratos, reduce más el aumento de la glucosa en sangre que el pan con agua, cuyo contenido de carbohidratos es comparable al vino o a la ginebra? Hoy en día aún no hay una respuesta clara. Personalmente, creo que se debe a que el alcohol inhibe la glucogénesis, es decir, el proceso mediante el cual el hígado libera glucosa a la sangre ininterrumpidamente. Obviamente, tampoco podemos descartar la posibilidad de que Baco, el dios del vino, esté protegiendo a los bebedores.

Sin embargo, es muy importante entender qué significa un consumo moderado de alcohol. Según la OMS, las bebidas alcohólicas son cancerígenas. Dependiendo del país, se considera aceptable consumir hasta 20 g de alcohol puro al día.

Por otra parte, también hay que tener en cuenta que los cócteles elaborados con *umeshu*[3] o zumos contienen un alto contenido de azúcar.

Además, el alcohol es una bebida que se aprecia mejor con la comida.

Cóctel con pollo frito y frutos secos. Vino con queso y una deliciosa ensalada de carpacho y aceite de oliva. Pan plano *roti*, rosbif, *sashimi*, guiso de tofu... ¡Deja volar la imaginación y llena tu mesa de comida deliciosa!

Repito nuevamente: la cerveza, por sí sola, eleva los niveles de glucosa en sangre. **No se trata de beber por beber, sino de complementar las comidas con algo de alcohol para disfrutarlas más.**

Cómo comer dulces para aliviar el estrés y recuperarse de la fatiga cerebral

Existe la creencia generalizada de que hay que comer dulces para mejorar la salud y el rendimiento cerebral, y eso se debe a que las células cerebrales necesitan glucosa. En efecto, los carbohidratos son la principal fuente de energía del cerebro.

Los vasos sanguíneos del cerebro, la médula espinal, la retina y otros tejidos nerviosos actúan como una barrera para impedir que sustancias no deseadas de la sangre penetren en el tejido nervioso. Se trata de la «barrera hematoencefálica» que impide el paso de las grasas.

Por otro lado, los glóbulos rojos solo pueden utilizar glucosa como fuente de energía, pues carecen de mitocondrias, los orgánulos intracelulares necesarios para quemar grasas.

El cerebro y los glóbulos rojos consumen unos 130 g de carbohidratos al día, lo que significa que el organismo necesita esta cantidad diaria, independientemente de su estatura, sexo o actividad física.[4, 5]

Sin embargo, el cuerpo dispone de suficientes mecanismos para satisfacer al organismo sin necesidad de llevarnos nada dulce a la boca. El hígado, por ejemplo, libera más de 150 g de glucosa al día.[6]

Los carbohidratos son una fuente muy importante y necesaria de energía para el organismo, pero, gracias a esta función del hígado, el cerebro y los glóbulos rojos no tienen escasez de carbohidratos y pueden funcionar correctamente sin la necesidad de comer algo dulce que les proporcione sustento.

Aun así, hay mucha gente que come dulces para relajarse o por placer. Yo mismo prefiero comer dulces a tomar alcohol.

Eso se debe a que el estrés hace que se descontrolen los niveles de glucosa en sangre. Cuando nos ponemos en tensión, se activa el sistema nervioso simpático.

Se sabe que las hormonas que regulan el sistema nervioso simpático, las catecolaminas, aumentan los niveles de glucosa en sangre. De hecho, he atendido a muchos hombres de negocios cuya glucosa en sangre aumentaba casi 50 mg/dl únicamente por asistir a reuniones, sin haber ingerido alimentos ni bebidas.

Por otro lado, cuando estamos relajados, actúa el sistema nervioso parasimpático y, como ya he mencionado antes, las incretinas, como el GLP-1 y el GIP, suprimen el aumento de los niveles de glucosa en sangre sin provocar un aumento de peso.

Se cree que el GLP-1, además de actuar como hormona, tiene un mecanismo que utiliza el sistema nervioso parasimpático para suprimir el aumento de los niveles de glucosa en sangre.

En ese sentido, podemos considerar que **estar relajado es también una forma de prevenir la fatiga por azúcar.**

¡Disfrutemos de los dulces que no elevan los niveles de glucosa en sangre!

Te propongo disfrutar de dulces edulcorados artificialmente para relajar la mente y el corazón. Aun así, sé que muchos receláis de los edulcorantes artificiales, ¿verdad?

En 2023, la Organización Mundial de la Salud (OMS) publicó un informe en el que afirmaba que los edulcorantes artificiales no son recomendables para la pérdida de peso.[7] Además, la Agencia Internacional para la Investigación del Cáncer (IARC), afiliada a la OMS, también publicó en 2023 su opinión sobre el aspartamo, sugiriendo que podría ser un producto cancerígeno.[8] Estas publicaciones hicieron que la gente tuviese la percepción de que los edulcorantes artificiales podían ser peligrosos para la salud.

Ciertamente, hay documentos que demuestran la carcinogenicidad de los edulcorantes artificiales y es bien sabido que la sacarina es cancerígena para las ratas macho.[9] Sin embargo, no lo es para las ratas hembra ni para los ratones macho. Además, el efecto en humanos todavía no está demostrado.

El escrito de 2023 otorgaba a los encurtidos el mismo grado de peligrosidad que al aspartamo. Eso significa que los clasificaron dentro del grupo 2B de posibles agentes cancerígenos, el segundo más bajo de la escala sobre carcinogenicidad. La categoría cancerígena más alta incluye el consumo de tabaco y alcohol.

Actualmente, no existe ningún estudio que demuestre de manera concluyente una relación causal entre el consumo de edulcorantes artificiales y el desarrollo de cáncer en humanos. Por lo tanto, no hay evidencia científica que respalde la idea de que consumir edulcorantes artificiales cause cáncer, de modo que no es necesario alarmarse por ello.

Hoy en día, uno de los edulcorantes artificiales más usados en Japón es el eritritol, una sustancia que se produce de forma natural en frutas y alimentos fermentados. Se clasifica como «azúcar alcohólico», pero no contiene calorías. Cuando se ingiere, se absorbe en el intestino delgado, pasa por la sangre y se elimina directamente por la orina, por lo que no aporta energía ni eleva los niveles de glucosa en sangre.

La Administración de Alimentos y Medicamentos de los Estados Unidos (FDA) y la Agencia Europea de Medicamentos (EMA) han declarado que no es necesario establecer un valor límite para el consumo de edulcorantes artificiales, lo que respalda todavía más que son alimentos seguros para el consumo humano.

Aparte del eritritol, los edulcorantes artificiales más utilizados son el aspartamo, la sucralosa y los edulcorantes naturales estevia y extracto de *luo han guo.* No hay ningún límite establecido para el extracto de *luo han guo*, pero sí se han fijado cantidades máximas para el aspartamo, la sucralosa o el acesulfamo de potasio. **Sin embargo, este límite no supone ningún problema, ya que equivale a quince latas de zumo al día, una cantidad que no suele consumirse en una dieta normal.**

Las cantidades máximas de edulcorantes artificiales que se utilizan habitualmente en Japón son las que expongo a continuación. Para que lo entiendas mejor, indicaré las porciones de pastel necesarias para alcanzar esa cantidad. Verás que superarla es prácticamente imposible.

- Aspartamo: se considera que es entre 100 y 200 veces más dulce que el azúcar. La cantidad máxima diaria para una persona de 60 kg sería la equivalente a 16 porciones de pastel.
- Acesulfamo K: se considera que es 200 veces más dulce que el azúcar. La cantidad máxima diaria para una persona de 60 kg sería la equivalente a 6 porciones de pastel.
- Sucralosa: se considera que es 600 veces más dulce que el azúcar. La cantidad máxima diaria para una persona de 60 kg sería la equivalente a 18 porciones de pastel.

Así pues, cuando tengas ganas de comer dulce, puedes disfrutar de algo edulcorado artificialmente sin preocuparte por el límite de consumo, ya que no subirá tus niveles de glucosa en sangre.

Para devolver el centro de saciedad a su estado original, hay que consumir proteínas y grasas hasta quedar plenamente satisfecho

Cuando explico en qué consiste la dieta *low carb*, siempre le digo a la gente que **debe comer hasta sentirse llena, para evitar quedarse sin energía**.

Si tu índice de masa corporal (IMC) no supera el límite de lo que se considera obesidad, entonces no te tienes que preocupar en absoluto por tu ingesta de calorías.

Deja que me repita de nuevo: al consumir suficientes proteínas y grasas, se incrementará la secreción de hormonas gastrointestinales como el péptido similar al glucagón tipo 1 (GLP-1), el péptido insulinotrópico dependiente de glucosa (GIP) y el péptido YY (PYY). Estas hormonas estimulan el centro de saciedad, transmitiendo la sensación de estar lleno y ayudando a regular de forma adecuada la ingesta energética.[10, 11, 12]

Además, la sensación de saciedad que proporcionan las proteínas y las grasas dura más. Esto se debe a que, en comparación con los carbohidratos, inhiben durante más tiempo la secreción de grelina, la hormona que genera la sensación de hambre y que se produce en el estómago.[13, 14]

Gracias a este mecanismo, con la dieta *low carb* no hace falta preocuparse por comer en exceso.

Como ya mencioné antes, la idea de que la restricción calórica es buena para la salud es cosa del pasado. Hoy en día, se ha demostrado que puede llegar a ser contraproducente para alargar la esperanza de vida o para frenar el envejecimiento. De hecho, está claro que centrarse demasiado en limitar las calorías y caer en una deficiencia nutricional es un completo error. Así pues, ¡disfrutemos de comer hasta saciarnos!

Incluso aquellos cuyo IMC supera el nivel considerado saludable, en principio, no tienen que preocuparse por la ingesta calórica. Aunque no se puede considerar una solución para la obesidad, al practicar la dieta *low carb*, la pérdida de peso se producirá de manera segura.[15]

Tengo un paciente con diabetes que, cuando vino

por primera vez a la consulta, pesaba 115 kg. Ahora sigue la dieta *low carb* y sus niveles de glucemia se han normalizado sin tratamiento farmacológico. Sin embargo, sigue pesando más de 100 kg. Al medir 1,75 m, se le sigue considerando obeso. No obstante, no padece ningún dolor ni en la espalda ni en las rodillas, así que no estoy seguro de si debería recomendarle bajar más de peso.

Por suerte, recientemente han aparecido medicamentos que imitan los GLP-1 y GIP, los cuales también se utilizan para tratar la obesidad. Si en el futuro ese paciente desea perder peso por alguna razón ortopédica, podría optar por la farmacología en lugar de por una dieta de restricción calórica, cuyo resultado es incierto y casi siempre va acompañada del efecto rebote.

Las restricciones moderadas de carbohidratos hacen disminuir la sal de forma natural

Lo que me gustaría recomendarte, además de seguir una dieta baja en carbohidratos, es que también prestes atención a la cantidad de sal que tomas.

Hay datos que indican que una restricción suave de carbohidratos mejora la presión arterial.[16] Esto se debe probablemente a que disminuye la obesidad, provocando un efecto secundario positivo en la presión arterial. Yo no padezco de obesidad, pero vengo de una familia con antecedentes de hipertensión en ambos padres. Aun así, mi presión arterial se ha mantenido estable desde que adopté la dieta *low carb*. Creo que esto se debe, en gran parte, a que he reducido mi ingesta de sal de manera natural.

A algunos de los pacientes que atiendo les preocupa que, al comer menos cantidad de platos principales y más platos de acompañamiento, consuman demasiada sal. Es cierto que, si se come fuera de casa y se añaden más guarniciones con el mismo condimento, aumentará el consumo de sal.

Sin embargo, cuando uno decide reducir los platos principales y aumentar el número de platos de guarnición, las guarniciones que había comido hasta entonces le terminan pareciendo demasiado saladas e incomestibles. Por ejemplo, en mi casa, se sazona con poca sal. De hecho, en el pasado, pensaba que la mantequilla salada (la común) era más sabrosa, pero ahora encuentro demasiado salada incluso la mantequilla sin sal.

No estoy sugiriendo que se tome comida insípida, pero, **si se sigue una dieta baja en carbohidratos, recomiendo usar mayonesa, mantequilla sin sal o aceite de oliva para dar sabor**. De esta manera, aunque el sabor salado sea más suave, no afecta al disfrute de la comida.

El aceite de sésamo, el aceite picante y la nata (no batida ni endulzada) también son buenas opciones. Por otro lado, si el contenido de sal es demasiado alto, puede ser difícil equilibrar el sabor.

CAPÍTULO 12

¡LA VIDA *LOW CARB* ES IDEAL PARA TODAS LAS EDADES Y GÉNEROS!

Entrenamiento muscular mediante la ingesta de proteínas

Si estás intentando seguir la dieta *low carb* para eliminar la fatiga por azúcar, no es necesario que separes tu comida de la del resto de la familia. Esta dieta es una forma de comer que beneficia tanto a niños como a ancianos, ya que no presenta ningún inconveniente. Así pues, te animo a que pruebes la dieta baja en carbohidratos con ellos.

Empezaré hablando de cómo desarrollar masa muscular siguiendo la dieta *low carb.*

Muchos hombres de negocios dedican algo de tiempo libre a hacer ejercicio en un gimnasio. Entre ellos, hay muchos que consumen bebidas proteicas mientras reducen la grasa y moderan la ingesta de calorías. También he oído que hay quienes no consumen esta proteína en forma de batidos los días que no entrenan, ya que, en general, se considera más eficiente para la síntesis muscular no entrenar todos los días.

Lo primero que quiero que sepas es que **solo con ingerir proteína ya estamos activando la síntesis muscular aunque no entrenemos. También se ha demostrado que la síntesis muscular es más eficiente si se consumen proteínas en cada comida en vez de concentrarlas en una sola.**[1]

No pretendo restar valor a las bebidas de proteínas que se toman después de los entrenamientos,[2] pero sí que me gustaría que, al menos, sigas la dieta *low carb* los días que no entrenes y te asegures de ingerir las proteínas y energía necesarias en cada comida.

Lo que voy a decir ahora es para quien no entrena músculo: se cree que, si uno no hace ejercicio, pierde un 1 % de masa muscular cada año. Por tanto, todo el mundo debería cuidar su musculatura o, al menos, intentar no perder ese 1 %.

La cantidad de proteínas necesaria para que la síntesis muscular se ponga en marcha es de 10 g por comida en el caso de los jóvenes y 20 g por comida en el caso de las personas mayores.[3] Como ves, si los jóvenes no están interesados en el culturismo, no necesitan consumir tantas proteínas. Pero, **cuando uno llega a la edad laboral y empieza a tener un estilo de vida más activo, es imprescindible consumir más proteína para mantener la masa muscular.**

La *low carb* es una dieta con la que se comen menos carbohidratos, pero más proteínas y grasas en cada comida. La ingesta normal de proteínas de todos los que la practicamos es de 1,6 g por kilo de peso corporal,[4] que es la cantidad más eficiente de proteínas para los músculos.[5, 6] Consumir más solo provocaría que la síntesis muscular llegara a su límite. Distribuyendo la cantidad necesaria en tres tomas, una persona que pese, por ejemplo, 60 kg, no debería superar los 30 g de proteína por comida. **Como ves, con la dieta *low carb* cualquiera puede ganar masa muscular solo comiendo.** Eso sí, los culturistas ingieren entre 2 y 3 g de proteínas por comida por cada kilo de peso corporal.

Los niveles de triglicéridos y la hipertensión pueden mejorar drásticamente con la dieta low carb

La fatiga por azúcar es una afección causada por la hiperglucemia postprandial, que no se detecta en los controles médicos. La dieta *low carb* es la solución, pero, en realidad, tiene más beneficios aparte de equilibrar los niveles de glucosa en sangre.

Si nos fijamos en el dominó metabólico, la hiperglucemia postprandial, los picos de glucosa, puede provocar un consumo energético desmesurado debido a la sensación de hambre y conducir a la obesidad, la hiperlipidemia y la hipertensión.

Se cree que uno de cada tres japoneses padece hipertensión y uno de cada seis padece hiperlipidemia. Al igual que ocurre con la hiperglucemia postprandial, la hipertensión y la hiperlipidemia son asintomáticas. Afortunadamente, al contrario que la fatiga por azúcar, se pueden detectar en chequeos médicos.

Desgraciadamente, en el caso de padecer hiperlipidemia, muchos profesionales siguen recomendando reducir el consumo de grasas y aceites. Ya lo he repetido en diferentes ocasiones: no hay evidencia médica de que las dietas bajas en grasas sean eficaces.[7] Siéntete libre de consumir grasas y aceites con la dieta *low carb*. Como mínimo, te ayudará a bajar los triglicéridos. Y, por regla general, también el colesterol.[8]

Antes he comentado que para disminuir la presión arterial es necesario reducir la sal. Pues esto, por norma general, también ocurre con la dieta *low carb*.[9]

Ya sea porque has recibido asesoramiento en chequeos médicos específicos del metabolismo o porque necesitas apoyo emocional, te animo a practicar esta dieta.

La trampa de la reducción de calorías en la que no deben caer las embarazadas

En la actualidad, la edad media del primer parto para una mujer ha aumentado a los treinta y un años. Por otra parte, el número de mujeres con anomalías en los niveles de glucosa también ha ido en aumento.

Este fenómeno se debe a la influencia de los cambios en la regulación de la glucosa durante el embarazo. El cuerpo de la madre debe suministrar energía al feto para su desarrollo, por lo que necesita absorber energía (glucosa, entre otras) mucho más rápido que antes del embarazo para poder proporcionársela al bebé a través de la placenta. Por eso, **sus niveles de glucosa en sangre tienden a elevarse más fácilmente.** Este trastorno se conoce como «resistencia a la insulina».

Por otro lado, los bebés de madres con hiperglucemia tienen una probabilidad más alta de padecer gigantismo o distocia de hombros. Las madres con hiperglucemia también tienen una mayor probabilidad de abortos o malformaciones. Por eso, los diagnósticos de diabetes gestacional, una condición que puede generar problemas tanto a la madre como al bebé, tienen criterios más estrictos que la diabetes común. Independientemente de si se padece de diabetes gestacional o no, durante el embarazo, el objetivo glucémico es de menos de 95 mg/dl antes de las comidas, de hasta 140 mg/dl una hora después de las comidas y de hasta 120 mg/dl dos horas después de las comidas. El límite general de glucosa en sangre es de 140 mg/dl tanto una hora como dos horas después de comer, por lo que, como puedes ver, las embarazadas tienen unas normas más estrictas.

La hiperglucemia en las madres no solo comporta problemas para el bebé durante el parto, sino que **también aumenta el riesgo de sufrir obesidad, diabetes, metabolismo lipídico anormal o hipertensión en el futuro.**

Aunque en Japón todavía se suele recomendar la restricción calórica para tratar la hiperglucemia de las embarazadas de forma empírica, lo cierto es que no se puede controlar la hiperglucemia postprandial restringiendo las calorías. Por esta misma razón, hay muchas embarazadas que terminan inyectándose insulina. Asimismo, cada vez nacen más bebés con bajo peso. Es decir, niños sin malformaciones, pero con un peso corporal bajo (en definitiva, pequeños). Se sabe que estos bebés, al igual que los que nacen gigantes por la hiperglucemia de su madre, tienen más probabilidades de padecer obesidad y diabetes en el futuro.[10]

Tanto los bebés gigantes debido a la hiperglucemia de la madre como los bebés de bajo peso debido a la restricción energética nacen con la misma probabilidad de padecer enfermedades más adelante.

Personalmente, a las mujeres embarazadas con glucemia alterada, en vez de recomendarles la dieta *low carb*, les recomendaría aumentar la ingesta de carbohidratos a 175 g al día para evitar la producción de cuerpos cetónicos.

He mencionado anteriormente que los cuerpos cetónicos no se producen a menos que la ingesta de carbohidratos sea menor a 50 g por día. Sin embargo, las mujeres embarazadas requieren una mayor cantidad de carbohidratos para compensar los que le transfieren al bebé. Los cuerpos cetónicos de la madre se convierten en una fuente de energía a través de la placenta. No se sabe exactamente si estos cuerpos son perjudiciales o no para el bebé,[11] pero hay estudios antiguos que afirman que una gran concentración de cuerpos cetónicos de la madre puede provocar que el bebé tenga problemas de desarrollo en un futuro.[12] Aunque hay obstetras que afirman que la concentración de cuerpos cetónicos de la madre no afecta al desarrollo del feto, hay muchísimos otros que no están de acuerdo con esta afirmación. En otras palabras: nadie sabe si los cuerpos cetónicos son buenos o malos. Sin embargo, yo recomiendo ir a lo seguro y evitar su producción.

Como he explicado, la opinión general es que la producción de cuerpos cetónicos no causa ningún problema. Esto debería juzgarse a partir de los resultados de alguna investigación científica, pero los investigadores son muy cautelosos a la hora de hacer pruebas a las embarazadas, así que no existen muchos estudios al respecto.

A nivel internacional, no hay establecida ninguna dieta que pueda mejorar la glucemia alterada de las embarazadas.[13]

Lo que quiero que tengas en cuenta es que **no hay ninguna base científica que respalde la restricción calórica que se suele recomendar a las mujeres embarazadas con hiperglucemia postprandial en Japón,**[14, 15] **pero se sabe que puede comportar el riesgo de que el bebé nazca con bajo peso.**

Protejamos a los niños de la fructosa, que causa dependencia

Cuando el bebé nace, ya no consigue los nutrientes a través de la placenta, sino a través de la leche materna. El

MAGNITUD DEL EFECTO DE CADA NUTRIENTE DE LA LECHE MATERNA EN EL DESARROLLO DEL CUERPO DEL BEBÉ

COMPLEXIÓN FÍSICA	NUTRIENTES DE LA LECHE MATERNA	MAGNITUD DEL EFECTO
ALTURA	Fructosa	0
	Lactosa	-1
	Glucosa	0
PESO	Fructosa	257
	Lactosa	26
	Glucosa	-1
MASA CORPORAL Y MASA CORPORAL MAGRA	Fructosa	170
	Lactosa	224
	Glucosa	-2
GRASA CORPORAL	Fructosa	131
	Lactosa	-32
	Glucosa	0

- La magnitud está representada en forma de coeficiente de regresión estandarizado.
- Cuanto mayor es el número, mayor es el efecto que provoca.

Fuente: Basado en la gráfica 3 de Nutrients, 2017, 9:146

principal carbohidrato que contiene la leche materna es la lactosa (una combinación de glucosa y galactosa). Sin embargo, si la madre bebe mucho zumo, esa fructosa pasa a la leche.

Las razones son desconocidas, pero **hay datos que demuestran que hay una concentración más alta de fructosa dentro de la leche materna que en la sangre de la madre,**[16] **lo que significa que se suministra una gran cantidad de fructosa al bebé.**

La tabla que aparece en la página anterior muestra la relación entre la composición corporal del bebé y los nutrientes de la leche materna. Tal y como era de esperar, la lactosa es el componente que más contribuye al desarrollo tanto de los músculos como de los órganos. Por otra parte, la fructosa aumenta la grasa corporal. La glucosa se encuentra en un punto medio entre ambos.[17]

Al empezar a comer sólidos, poco a poco los adultos irán haciendo que los niños prueben otros alimentos y bebidas. La fructosa es adictiva y existe la teoría de que, si los bebés se exponen a ella a una edad muy temprana, no podrán dejarla nunca.[18]

Obviamente, no hay ninguna necesidad de considerar restricciones alimentarias, incluida la dieta *low carb*, para niños que no son obesos. Sin embargo, sí recomiendo evitar darles fructosa.

La salud de los niños depende de los conocimientos de los adultos que los rodean, al igual que de su entorno social. Se ha comprobado que la obesidad infantil está relacionada con la obesidad en la edad adulta.[19, 20]

El dominó metabólico, que ya he comentado antes, no es un problema del metabolismo que solo afecte a los adultos. Si lo comparamos con el pasado, hoy en día hay muchísimos más niños que desarrollan diabetes de tipo 2. Muchas dietas están sobrecargadas de carbohidratos, especialmente de fructosa. Pese a que reducirlos moderadamente no es indispensable, puede ayudar a mejorar, aunque sea un poco, la salud de los niños.

La fatiga por azúcar aumenta el riesgo de demencia y empeora la calidad de los huesos

Actualmente se habla de la importancia de una buena salud para prolongar la esperanza de vida saludable. Con «esperanza de vida saludable» nos referimos siempre al período de tiempo durante el cual una persona puede vivir sin problemas de salud. En 2019, la esperanza de vida saludable era de 72,7 años para los hombres y de 75,4 años para las mujeres. En el mismo año 2019, la esperanza de vida era de 81,4 años para los hombres y 87,5 años para las mujeres. Esto significa que, aunque sigan con vida, probablemente tendrán ciertos problemas en su día a día debidos a problemas de salud. Puede ser más fácil de entender si se describe como el período de estar postrado en cama, el cual era de nueve años en el caso de los hombres y doce años en el de las mujeres.

Acabar postrado en cama y terminar necesitando asistencia o cuidados médicos puede deberse a diferentes razones: hemorragia cerebral, demencia, invalidez, fracturas de hueso o enfermedades articulares.

La primera causa, la hemorragia cerebral, es una de las macroangiopatías del dominó metabólico. La segunda causa, la demencia, se encuentra en el último escalón del dominó metabólico.

La demencia se define como el estado en el que las funciones cognitivas disminuyen por alguna razón, provocando dificultades en la vida diaria, y tiene numerosas causas. Una de ellas son las enfermedades que destruyen las células del cerebro, como el mal de Alzheimer, la demencia con cuerpos de Lewy o la hemorragia cerebral. Estas enfermedades están muy relacionadas con los picos de azúcar, en que los niveles de glucosa en sangre aumentan después de comer y luego disminuyen.[21]

De entre las enfermedades que destruyen las células cerebrales, **el mal de Alzheimer supone el 70 % de los diagnósticos de demencia. Se sabe que hay un riesgo de aparición 1,6 veces mayor en aquellos con niveles de glucosa en sangre anormales que en los que no los presentan.**[22]

Se cree que **el motivo está relacionado con la hiperglucemia postprandial y la disminución de insulina debido a la obesidad.**

En la enfermedad de Alzheimer, se acumula una sustancia llamada beta-amiloide en el cerebro, lo que provoca la muerte de las células cerebrales. Para eliminar los beta-amiloides no necesarios, hace falta una enzima para degradar la insulina. Sin embargo, cuando alguien tiene hiperglucemia, las enzimas para degradar la insulina se dedican a procesar la insulina y no a eliminar el beta-amiloide. Por este motivo, se cree que la hiperglucemia comporta un riesgo de padecer el mal de Alzheimer.[23]

Cuando se producen picos de glucosa, se genera una gran cantidad de estrés oxidativo, que termina dañando los vasos sanguíneos. Si estos picos se repiten, este ciclo acelera la arteriosclerosis, lo que aumenta el riesgo de enfermedades que eliminan las células cerebrales.[24] **Se sabe que existe una correlación entre estos grandes altibajos en los niveles de glucosa y la función cognitiva. Esto significa que las personas con mayores fluctuaciones en los niveles de glucosa en sangre presentan niveles cognitivos más bajos.**[25] Este estudio no hace distinción entre el mal de Alzheimer y la demencia vascular, pero ambos provocan una sobrecarga en el cerebro.

Por otra parte, se recomienda a las personas de mediana y avanzada edad tener cuidado con los tropiezos y las caídas, y evitar las fracturas para mantener su calidad de vida. Las disfunciones motoras reducen tanto la autonomía como la esperanza de vida saludable.

Así pues, debemos intentar mantener unos niveles de glucosa estables para proteger la calidad ósea, los músculos y la fuerza muscular. **El estrés por glicación degenera el colágeno (proteína) de la estructura ósea, lo que provoca que se pueda romper al menor impacto.**

La resistencia de los huesos depende de la cantidad de calcio (densidad ósea) y de la calidad del colágeno (tejido óseo).

Usemos un edificio de hormigón armado como ejemplo: el esqueleto de metal sería el colágeno, mientras que el hormigón sería la acumulación de calcio. Si el colágeno se debilita, la estructura se vuelve mucho más frágil. En una prueba de densidad ósea solo se puede observar la cantidad de calcio depositado. Aunque la densidad ósea no sea baja, es posible que se produzcan fracturas con más facilidad. Este es un problema que tienen muchos pacientes diabéticos.

Las funciones motrices son muy valiosas a medida que envejecemos. Para mantenerlas y mejorarlas es recomendable seguir una dieta que prevenga los niveles altos de glucosa en sangre.

La hiperglucemia y la obesidad debilitan el sistema inmunitario

Debido al impacto de la pandemia por el nuevo coronavirus, han aumentado los mensajes que promueven aumentar la inmunidad y reforzar el sistema inmunitario. Sin embargo, desde un punto de vista médico, creo que esta idea de reforzar el sistema inmunitario es bastante cuestionable.

En primer lugar, porque nuestro sistema inmunitario está plenamente desarrollado al acabar la etapa de crecimiento y está preparado para actuar en momentos de emergencia. Si no funciona correctamente por alguna razón, es importante tratarlo de inmediato.

Sin embargo, un exceso de inmunidad, como pueden ser las enfermedades autoinmunes y las alergias, también debe tratarse. No deberían producirse inmunorreacciones innecesarias. Una inmunidad completa es aquella cuya respuesta inmunitaria se produce y finaliza en el momento apropiado.

Por eso mismo, creo que estos mensajes que promueven aumentar la inmunidad o reforzar el sistema inmunitario carecen totalmente de sentido. ¿Con qué propósito? ¿A qué se refieren exactamente?

Ya que estamos, la dieta *low carb* no debilita el sistema inmunitario, por lo que recomiendo comer evitando elevar los niveles de glucosa en sangre.

Y es que, cuando los niveles de glucosa en sangre se mantienen estables dentro de unos valores normales, todas las células inmunitarias, como los glóbulos blancos, trabajan en condiciones óptimas.

Existe cierta teoría de que **la hiperglucemia y la obesidad favorecen la aparición de puntos de control inmunitarios que reprimen las respuestas inmunitarias excesivas.**[26] Esto provoca que los glóbulos blancos, que son el núcleo central de las defensas del organismo, dejen de combatir las bacterias y los virus.

Durante la pandemia del nuevo coronavirus COVID-19, se informó de que los diabéticos tenían la misma probabilidad de contraer la enfermedad que el resto de la población, pero que tenían más probabilidades de padecer cuadros graves,[27] lo que puede deberse a los mecanismos que he explicado antes.

Por eso, creo que puedo afirmar que prevenir la hiperglucemia es fundamental para proteger nuestro sistema inmunitario y, en este sentido, la dieta *low carb* es ideal. ¡Previniendo la hiperglucemia postprandial mejoramos la microbiota!

Para terminar, me gustaría hablar de la flora intestinal, aunque este tema siga siendo una hipótesis.

Se ha intentado desarrollar programas capaces de predecir los movimientos de la glucosa en sangre después de las comidas basándose en la flora intestinal y los genes polimórficos para poder dar una orientación dietética personalizada.[28] Uno de los resultados determinó que **las dietas que provocaban hiperglucemia postprandial aumentaban las bacterias patógenas en la flora intestinal. En cambio, las dietas que no provocaban hiperglucemia postprandial aumentaban las bacterias beneficiosas.**

Esta idea de aumentar las bacterias intestinales buenas se ha popularizado bastante. Pero, en realidad, basta con seguir una dieta baja en carbohidratos, porque evita la hiperglucemia postprandial y, a la vez, mejora la flora intestinal.

PARTE IV

VAMOS A INDAGAR: ¿PADECES FATIGA POR AZÚCAR?

CAPÍTULO 13

LO PRIMERO ES CONOCER TU NIVEL DE GLUCOSA EN SANGRE TRAS LAS COMIDAS

¡En las farmacias se puede medir fácilmente el nivel de glucosa en sangre tras las comidas!

En este capítulo, me dedicaré a explicar métodos concretos para medir el nivel de glucosa en sangre tras las comidas y así lograr evitar el dominó metabólico y mejorar la fatiga por azúcar.

En primer lugar, lo que resulta más lógico y preciso para controlar el nivel de glucosa en sangre es vigilarlo tras las comidas. En función de ello, revisaremos nuestros hábitos alimentarios y podremos llevar un seguimiento de nuestra dieta. Como ya he comentado, en las revisiones médicas este nivel se mide en ayunas, pero el nivel de glucosa postprandial es algo diferente.

Hay distintas formas de medir el nivel de glucosa postprandial.

En farmacias y parafarmacias cualificadas para vender equipo médico sofisticado se pueden adquirir glucómetros que se pueden usar en casa. Hoy en día, los fabricantes de glucómetros no solo desarrollan productos dirigidos a los pacientes diabéticos, sino también a quienes gozan de buena salud y buscan una mejoría o a los deportistas que desean mejorar su rendimiento.

La precisión de estos productos es elevada, parece que son de mayor calidad y su precio ronda los 10.000 yenes (unos 60 euros). Los más baratos no tienen menor precisión, sino menor capacidad de almacenamiento de los niveles de glucosa en sangre (me refiero al almacenamiento de la cantidad de resultados obtenidos). En otras palabras: con uno barato es más que suficiente. Por otro lado, me gustaría tranquilizarte en cuanto a otro aspecto. Si bien es cierto que en todos los glucómetros hay que poner una gota de sangre de la yema del dedo, la cantidad es tan pequeña (equivalente a la pelotita de plástico de la punta de un bolígrafo recién estrenado) que el dolor es prácticamente nulo.

Además, hoy en día existen glucómetros que no requieren tomarse muestras de sangre en cada uso. Se conocen como «medidores continuos de glucosa».

Los medidores continuos de glucosa no calculan directamente la concentración de glucosa en la sangre, sino que miden de forma ininterrumpida su concentración en el líquido intersticial subcutáneo. Dado que el nivel de glucosa en sangre y la concentración de glucosa en el líquido intersticial subcutáneo están estrechamente relacionados, los valores se expresan en términos de nivel de glucosa en sangre estimado a partir de la concentración de glucosa en el líquido intersticial subcutáneo.

Antiguamente, además del sensor pegado a la piel del brazo o del estómago, era necesario un lector. Sin embargo, hoy en día se pueden observar los valores numéricos en una aplicación que se descarga desde el teléfono móvil. También permiten configurar una alarma que avisa de forma automática en caso de padecer hiperglucemia o hipoglucemia, por lo que considero que podrían ser dispositivos revolucionarios para quienes padecen fatiga por azúcar y, por extensión, hipoglucemia reactiva.

En función del modelo de sensor, el tiempo de reemplazo puede variar de una a dos semanas. No es necesario llevar un seguimiento durante todo el año, sino que, una vez identificados, basta con evitar en nuestro día a día los alimentos que nos provocan bajadas fuertes en los niveles de azúcar y adoptar los hábitos alimentarios que nos ayudan a controlarlos. En realidad, el sensor debería usarse una vez cada varios meses.

Por otra parte, tal vez haya personas a quienes no les apetezca tener que comprarse un glucómetro. En esos casos, pueden acercarse a su farmacia de confianza (que cuente con este servicio) y así conocer sus niveles de forma sencilla y tan solo por 500 yenes (unos 3 euros). Así es como debes hacerlo.

PASO 1

Busca una farmacia donde midan el nivel de glucosa en sangre

Busca la farmacia más cercana con un espacio habilitado para la medición y pregunta a la persona encargada si se puede hacer en la fecha y hora que quieres.

PASO 2

Almuerza dos bolas de arroz y una botella de zumo de verduras

El día acordado para medirte el nivel de glucosa postprandial, come dos bolas de arroz con cualquier relleno y una botella de zumo de verduras. No obstante, hay que tener en cuenta que las comidas que mejor reflejan la comparación en las fluctuaciones de los niveles de glucosa en sangre son aquellas con menos proteínas y grasas, como la ciruela *ume*, el *okaka* (atún desecado en tiras finas y sazonado con salsa de soja) o las algas *kombu*.

PASO 3

Mide el nivel de glucosa en sangre una hora después del primer bocado
Dirígete a la farmacia y haz el examen del nivel de glucosa en sangre una hora después de haber empezado a comer.

Descubre tu grupo a partir de tu nivel de glucosa postprandial y peso (o el diámetro de tu cintura)

Si tu nivel de glucosa postprandial es de 140 mg/dl o más, lee la siguiente descripción para comprobar en qué grupo encajas. Si es de 200 mg/dl o más, se cumplirían las condiciones para clasificarlo como diabetes y te recomiendo que acudas a tu médico. Si resulta que tras un examen médico te indican que aún no es necesario tratamiento, te recomiendo que lo interpretes como que, aunque no necesites fármacos, lo mejor será que empieces una dieta baja en carbohidratos.

Ten en cuenta que la clasificación que voy a presentarte no aparece en otros manuales. **El nuevo enfoque de este libro se basa en cómo abordar la cantidad de secreción de insulina que afecta a la hiperglucemia postprandial que se puede calcular por los cambios en el peso desde los veinte años (o por el diámetro de la**

cintura en el caso de quienes contasen con mucha masa muscular a esa edad).

Hasta el momento, normalmente se calculaba mediante el índice de masa corporal o IMC (IMC = peso (kg) / [estatura (m^2)]). Sin embargo, se llegó a esta solución debido a la complicación que conlleva calcular de forma individual el peso adecuado de cada persona.

De hecho, antaño se consideraba que el IMC ideal era de 22, pero, tras repasar los datos, se descubrió que, en realidad, el ideal oscila entre 18,5 y 25, algo que pone de manifiesto un rango mucho más amplio. Además, entre los diabéticos (quienes se sitúan justo delante de quienes sufren fatiga por azúcar en el dominó metabólico), la tasa de mortalidad solo es más alta para aquellos con un IMC por debajo de 18,5, y no se observan diferencias de mortalidad entre los que presentan un IMC por debajo o por encima de 25. En realidad, es difícil imaginar que alguien musculoso en su veintena pueda mantener su estado saludable al perder musculatura. Por otra parte, resulta muy complicado ganar peso a base de entrenar fuerza a partir de esa edad. Por este motivo, los cambios de peso a partir de la veintena se atribuyen al aumento de grasa corporal. También consideré la posibilidad de que hubiera personas que aumentasen su grasa corporal y perdieran músculo, por lo que decidí preguntar por el diámetro de la cintura.

Trata de determinar en qué grupo (A, B, C o D) encajas según tu nivel de glucosa postprandial y tu peso (diámetro de la cintura). Aparte, consulta las explicaciones de los grupos para implementar una dieta baja en carbohidratos, prevenir o eliminar la fatiga por azúcar y mejorar tu salud.

GRUPO A

El nivel de glucosa postprandial está por debajo de 140 mg/dl y no has aumentado más de 3 kg de peso (o 3 cm en el caso del diámetro de la cintura) desde los veinte años.

GRUPO B

El nivel de glucosa postprandial está por debajo de 140 mg/dl y has aumentado más de 3 kg de peso (o 3 cm en el caso del diámetro de la cintura) desde los veinte años.

GRUPO C

El nivel de glucosa postprandial está por encima de 140 mg/dl y no has aumentado más de 3 kg de peso (o 3 cm en el caso del diámetro de la cintura) desde los veinte años.

GRUPO D

El nivel de glucosa postprandial está por encima de 140 mg/dl y has aumentado más de 3 kg de peso (o 3 cm en el caso del diámetro de la cintura) desde los veinte años.

Descubre tu dieta low carb *en función de tu grupo*

GRUPO A

El nivel de glucosa postprandial está por debajo de 140 mg/dl y no has aumentado más de 3 kg de peso (o 3 cm de diámetro de cintura) desde los veinte años.
¡Come en condiciones y sigue como hasta ahora!

- El nivel de glucosa postprandial es normal.
- Los picos de glucosa no comportan ningún peligro.
- El principal objetivo de la dieta baja en carbohidratos es mantener y mejorar tu estado de salud.

Si estás en este grupo, por ahora no corres riesgo de sufrir glucemia en ayunas alterada o de que el dominó metabólico se desmorone. Sin embargo, si sientes fatiga, habría que dar con el origen. Reflexiona sobre las horas de sueño, las horas extras que haces o el estrés que sufres en el trabajo.

Las dietas bajas en carbohidratos sirven para construir los cimientos de un buen estado de salud mientras disfrutas más de las comidas. Podrás deleitarte con los alimentos más que nunca, apreciar la comida cotidiana y vivir feliz, tanto ahora como en el futuro.

GRUPO B

El nivel de glucosa postprandial está por debajo de 140 mg/dl y has aumentado más de 3 kg de peso (o 3 cm de diámetro de cintura) desde los veinte años.

¡Una dieta para comer en condiciones!

- El nivel de glucosa postprandial es normal.
- Los picos de glucosa no comportan ningún peligro. No obstante, la secreción de insulina es alta.
- El principal objetivo de la dieta baja en carbohidratos es prevenir la obesidad.

En cierto modo, se podría decir que se trata del grupo que abarca a los occidentales. La secreción de insulina es buena en la ingesta de carbohidratos y no llega a la hiperglucemia postprandial.

En este punto, no hay un riesgo inmediato de glucemia en ayunas alterada, pero este grupo podría provocar que se desmorone el dominó metabólico a causa de la aterosclerosis por la obesidad y el síndrome metabólico en lugar de por la hiperglucemia postprandial.

Por otro lado, si estás en este grupo y sientes fatiga tras las comidas, no habría que descartar la fatiga por azúcar.

Aun con la misma cantidad de carbohidratos, el aumento del nivel de glucosa postprandial dependerá del tipo de comida con carbohidratos que consumas. Cabe la posibilidad de que el nivel de glucosa en sangre no supere los 140 mg/dl con una bola de arroz, pero sí con un sándwich.

Si tu nivel de glucosa postprandial no supera los 140 mg/dl ni tan siquiera con un sándwich, deberías reflexionar sobre tus horas de sueño, las horas extras que haces o el estrés que sufres en el trabajo.

Por otro lado, si ya has adquirido conciencia de la dieta baja en carbohidratos y comes las proteínas y grasas adecuadas, la sensación de saciedad te ayudará a evitar los atracones y tu metabolismo también mejorará. Si cambias tus hábitos alimentarios por una dieta *low carb*, evitarás la obesidad y recuperarás la figura de tu veintena.

GRUPO C

El nivel de glucosa postprandial está por encima de 140 mg/dl y no has aumentado más de 3 kg de peso (o 3 cm de diámetro de cintura) desde los veinte años.

¡Muchas grasas y aceites para aumentar la energía!

- Hay hiperglucemia postprandial.
- La secreción de insulina es baja.
- El principal objetivo de la dieta baja en carbohidratos es suministrar al cuerpo suficiente energía centrándose en las grasas.

Este grupo engloba a los japoneses que sufren fatiga por azúcar a los que les gusta salir a correr y tomar bebidas isotónicas.

Están delgados y en apariencia parece que gozan de buena salud, pero padecen hiperglucemia postprandial y son conscientes de su fatiga por azúcar. Por desgracia, este grupo cuenta con la constitución japonesa más típica: capacidad débil para segregar insulina (por ser lenta o insuficiente) y dificultad para gestionar los niveles de glucosa en sangre. En este caso, mi recomendación sería comenzar de inmediato una dieta baja en carbohidratos e implementar hábitos alimentarios que no provoquen hiperglucemia postprandial, pero que aporten los nutrientes necesarios.

Si estás en este grupo, reduce los carbohidratos a unos 20 g por comida en la medida de lo posible. De esta forma, es muy probable que el estado general de tu cuerpo mejore, lo que incluye la eliminación de la fatiga por azúcar.

No obstante, no debes olvidar consumir suficiente cantidad tanto de proteínas como de grasas, pues la capacidad de las grasas para frenar los niveles de glucosa en sangre es aún mayor. Las proteínas (sobre todo, el suero de leche) y las grasas estimulan la secreción de insulina. Añade suficiente aceite de oliva o de sésamo a tus comidas y ensaladas. Lo mejor es ser consciente de que el camino más corto hacia la buena salud es perder el miedo al consumo de aceite.

Al incluir pocos carbohidratos, es necesario aumentar las grasas para asegurarse de que las comidas aporten la energía que se requiere. De no hacerlo, la proteína consumida se transformará en fuente de energía y debilitará los músculos, que son la piedra angular del metabolismo energético. Debemos buscar la verdadera salud a base de mejorar el metabolismo e incrementar la energía.

GRUPO D

El nivel de glucosa postprandial está por encima de 140 mg/dl y has aumentado más de 3 kg de peso (o 3 cm de diámetro de cintura) desde los veinte años.

¡Pierde peso a base de mayonesa y cócteles!

- Hay hiperglucemia postprandial.
- Se preserva la secreción de insulina.
- El principal objetivo de empezar una dieta baja en carbohidratos es regular la saciedad.

Aunque quienes pertenecen a este grupo preservan la secreción de insulina, es muy probable que sus hábitos alimentarios sean más abundantes en carbohidratos que su capacidad de segregar insulina. El exceso de carbohidratos consumidos seguramente se haya convertido en grasa, lo que habrá provocado un aumento de peso y de grasa abdominal. Si estás en este grupo y continúas con los hábitos alimentarios con exceso de carbohidratos, sobre todo, las comidas abundantes en fructosa (azúcar normal o azúcares isomerizados), tardarás más en saciarte (es decir, que no tendrás sensación de saciedad con el mismo número de calorías) y te darás atracones, por lo que será más fácil que subas de peso.

Sin embargo, también serás de los que vean más rápido

los resultados de pasarse a una dieta baja en carbohidratos. Con una restricción laxa de los carbohidratos, la saciedad se vuelve a normalizar y adelgazarás de manera natural.

En concreto, si consumes suficientes proteínas, sentirás más saciedad y te durará más tiempo. Además, así evitarás los atracones. A medida que lo experimentes a diario, busca alcanzar tu peso ideal: el mismo que tenías a los **veinte** años.

Una dieta baja en carbohidratos también evita el empeoramiento de la glucemia alterada o el desmoronamiento del dominó metabólico. Otra de las partes positivas si perteneces a este grupo es que verás rápido los efectos deseados y, por lo tanto, mantendrás la motivación. ¡Espero que recuperes tu cuerpo sano y que disfrutes de tus hábitos alimentarios!

EPÍLOGO

Muchas gracias por leer este libro.

A lo largo de mi experiencia como médico especialista en diabetes, he tratado con muchos pacientes. Desde que empecé hasta hoy han pasado varios años y me he percatado de que la mejor dieta para la diabetes es reducir y evitar el consumo de ciertos alimentos. Tras indicar a los pacientes estas únicas directrices, no me quedó lugar a dudas: antes, su calidad de vida era baja.

Considero que el mejor tratamiento se lleva a cabo de la mano del paciente. Por eso, me he dedicado hasta ahora a enseñarles otras formas de seguir disfrutando de las comidas. Muchas empresas se han sentido identificadas con este método y nos han proporcionado tanto equipo como medios.

Me gustaría hablar de algo en lo que he reparado al impartir seminarios para los empleados de esas empresas. Incluso en esos ambientes competitivos en los que se preocupan por la salud, hay muchos trabajadores (como mínimo, más de la mitad) que presentan hiperglucemia postprandial, aunque no haya salido a la luz en sus revisiones médicas.

Además, la mayoría de los que presentaban niveles de hiperglucemia elevados tenían la costumbre de salir a correr a menudo y seguían una dieta centrada en los carbohidratos (*carb-loading*). Después, tuve la oportunidad de conocer a algunos deportistas profesionales y descubrí que padecían hiperglucemia postprandial. Por ese mismo motivo, sentían que el agotamiento y la fatiga afectaban a su rendimiento.

De los libros que he escrito, claramente este se diferencia porque no va dirigido al tratamiento de la enfermedad, sino a quienes se preocupan por su salud y, sin embargo, se han visto engañados por consejos dietéticos capciosos que han puesto en peligro tanto su salud como su rendimiento.

Espero que te desprendas de las viejas ideas erróneas sobre dietética y te empapes de los últimos avances en nutrición para potenciar tu rendimiento y prevenir enfermedades. Además, espero ayudar a reducir el coste en salud del conjunto de la sociedad.

Mi deseo es que te hagas con un ejemplar de este libro para ayudar a promover un futuro mejor para ti, tu familia y toda la sociedad.

Febrero de 2024

Satoru Yamada

NOTAS

PARTE I.
¿LOS HÁBITOS SUPUESTAMENTE SALUDABLES PROVOCAN FATIGA POR AZÚCAR?

1. Los hábitos matutinos considerados saludables ¿realmente lo son?

1. Obesity (Silver Spring) 2024; 32(1): 12-22.
2. J Clin Invest 2016; 126(11): 4372-4386.
3. Fat Chance: Beating the odds against sugar, processed food, obesity, and disease. Robert H. Lustig (2012).
4. Diabetes 2016; 65(12): 3521-3528.
5. Trends Neurosci 2022; 45(6): 471-482.
6. Diabetes Care 2015; 38(10): 1820-1826.
7. Diabetes Care 1999; 22(10): 1747-1748.
8. Diabetes 2008; 57(10): 2661-2665.
9. Am J Clin Nutr 2023; 118: 209-217.

2. Aunque no lo parezca, los hábitos a la hora de comer provocan picos de glucosa

1. Fideos fríos de trigo sarraceno. (N. de la T.)
2. Fideos finos y transparentes conocidos como «fideos de cristal». (N. de la T.)
3. Fideos gelatinosos y translúcidos elaborados con el cormo de la planta de konjac. (N. de la T.)
4. JAMA 2014; 312(23): 2531-2541.
5. Br J Nutr 2014; 111(9): 1632-1640.
6. Diabet Med 2013; 30(3): 370-372.
7. Diabetologia 2016; 59(3): 453-461.
8. BMJ Open Diabetes Res Care 2022; 10(3): e002820.
9. J Am Coll Nutr 2009; 28(3): 286-295.
10. JAMA 2012; 307(24): 2627-2634.

3. Las apariencias engañan

1. Condimento esencial en la comida japonesa. Similar al sake, pero con bajo contenido alcohólico. (N. de la T.)
2. Condimento muy usado en Japón hecho a base de *yuzu*, una variedad de cítrico. (N. de la T.)
3. Comida japonesa que consiste en una masa con ingredientes variados cocinados a la plancha. (N. de la T.)
4. Diabet Med 2013; 30(3): 370-372.
5. BMJ Open Diabetes Res Care 2017; 5(1): e000440.

4. Errores a la hora de beber

1. Nutrients 2017; 9(2): 146.
2. Am J Clin Nutr 2004; 79(4): 537-543.
3. Glob Public Health 2013; 8(1): 55-64.
4. Front Neurosci 2021; 15: 669410.
5. Tōnyōbyō 1996; 39(6): 431-437.
6. Cell 2015; 163(5): 1079-1094.

5. La fatiga por azúcar afecta al envejecimiento

1. Anti-Aging Medicine 2011; 8(3): 23-29.
2. JAMA 2006; 295(14): 1681-1687.
3. Am Psychol 2007; 62(3): 220-233.
4. Nutr Rev 2009; 67(5): 249-254.

6. ¿Los hábitos saludables pueden provocar fatiga por azúcar?

1. J Appl Physiol 2001; 91(1): 115-122.
2. Acta Physiol Scand 1967; 71(2): 140-150.
3. J Appl Physiol 1986; 61(1): 165-172.
4. Metabolism 2016; 65(3): 100-110.
5. Metabolism 2016; 65(3): 100-110.
6. Eur J Appl Physiol 2003; 88(4-5): 453-458.
7. Sports Med 2014; 44 (Suppl 1): S25-S33.
8. Diabetes Care 2000; 23(5): 710-712.
9. Diabetes Res Clin Pract 2004; 66(Suppl 1): S37-S43.
10. Br J Sports Med 2021; 55(4): 206-212.

11. J Sci Med Sport 2010; 13(4): 410-416.
12. Breenfield B. The Low Carb Athlete (2015).

PARTE II. LA FATIGA POR AZÚCAR NO ES MERO CANSANCIO. ¿QUÉ ES LO VERDADERAMENTE PREOCUPANTE?

7. ¿Por qué ha aumentado la fatiga por azúcar entre los japoneses?

1. Diabetes Care 2013; 36(11): 3821-3842.
2. Diabetes Care 2019; 42(5): 731-745.
3. Adv Nutr 2018; 9(4): 404-418.
4. Food Nutr Res 2013; 57: 21245.
5. BMJ 2013; 346: e8707.
6. BMJ 2016; 353: i1246.
7. TIME, vol. 123, núm. 13 (26 de marzo de 1984).
8. Diabetes 1971; 20(9): 633-634.
9. Diabetes Care 2006; 29(9): 2140-2157.

8. ¿Por qué no debemos dejar sin tratar la fatiga por azúcar?

1. JAMA 2017; 317(24): 2515-2523.
2. Diabetes Care 2000; 23(5): 710-712.
3. Diabetes Res Clin Pract 2004; 66(Suppl 1): S37-S43.
4. JAMA Intern Med 2018; 178(8): 1098-1103.
5. Lancet 2010; 375(9710): 181-183.

6. JAMA Intern Med 2018; 178(8): 1098-1103.
7. Nippon Rinshō 2003; 61(10): 1837-1843.
8. JAMA 2017; 317(24): 2515-2523.
9. J Diabetes Investig 2015; 6(3): 289-294.
10. Tōnyōbyō 2013; 56(7): 409-412.

PARTE III. UNA MANERA DELICIOSA DE COMER PARA SOLUCIONAR LA FATIGA POR AZÚCAR

9. Las siete reglas para solucionar la fatiga por azúcar. ¡Incluso yo, siendo diabetólogo, experimenté un gran cambio!

1. Lancet Diabetes Endocrinol 2017; 5(12): 951-964.
2. Am J Clin Nutr 2006; 83(5): 1055-1061.
3. J Gerontol A Biol Sci Med Sci 2010; 65(1): 63-70.
4. Circulation 1970; 41(4 Suppl): I162-I183.
5. N Engl J Med 2008; 359(3): 229-241.
6. JAMA 2012; 307(24): 2627-2634.
7. J Clin Endocrinol Metab 2009; 94(11): 4463-4471.
8. JAMA 2006; 295(6): 655-666.
9. Am J Clin Nutr 2017; 106(1): 35-43.
10. Am J Clin Nutr 2011; 94(1): 75-85.
11. BMJ 2013; 346: e8707.
12. TIME, vol. 183 núm. 24 (23 de junio de 2014).
13. BMJ 2016; 353: i1246.
14. Eur Heart J 2013; 34(16): 1225-1232.
15. TIME, vol. 123, núm. 13 (26 de marzo de 1984).

16. Nutrients 2018; 10(5): 528.
17. Lancet 1994; 344(8934): 1383-1389.
18. N Engl J Med 2006; 355(6): 549-559.
19. J Nutr 2008; 138(2): 272-276.
20. BMJ Open Diabetes Res Care 2017; 5(1): e000440.
21. J Clin Endocrinol Metab 2009; 94(11): 4463-4471.
22. J Clin Endocrinol Metab 2009; 94(11): 4463-4471.
23. Diabetes Care 2018; 41(5): e76-e77.
24. Br J Nutr 2014; 111(9): 1632-1640.

10. ¡Podemos comer pan y arroz! No seamos tan estrictos con el control de los carbohidratos

1. Eur J Clin Nutr 1999; 53(suppl 1): S177-S178.
2. Dietary Reference Intakes Institute of Medicine of the National Academies. (2005).
3. Tōnyōbyō 2013; 56(7): 409-412.
4. Intern Med 2017; 56(19): 2671-2675.
5. J Neurol 2014; 261(3): 589-599.

11. La comida rápida y los dulces no tienen por qué prohibirse

1. Bebida alcohólica de Japón, comúnmente destilada de cebada, boniato o arroz. (N. de la T.)
2. Am J Clin Nutr 2007; 85(6): 1545-1551.
3. Licor japonés que se elabora macerando ciruelas con alcohol y azúcar. (N. de la T.)
4. Eur J Clin Nutr 1999; 53 (suppl 1): S177-S178.

5. Dietary Reference Intakes Institute of Medicine of the National Academies. (2005).
6. Tōnyōbyō 2013; 56(7): 409-412.
7. WHO guideline. Use of non-sugar sweeteners. (2023)
8. IARC (International Agency for Research on Cancer) and JECFA (Joint FAO/WHO Expert Committee on Food Additives). Summary of findings of the evaluation of aspartame at the IARC Monographs Programme (2023).
9. Regul Toxicol Pharmacol 1993; 17(1): 35-43.
10. Br J Nutr 2014; 111(9): 1632-1640.
11. Diabetologia 2016; 59(3): 453-461.
12. J Clin Endocrinol Metab 2009; 94(11): 4463-4471.
13. BMJ Open Diabetes Res Care 2017; 5(1): e000440.
14. Diabetes Care 2018; 41(5): e76-e77.
15. Obes Rev 2012; 13(11): 1048-1066.
16. Obes Rev 2012; 13(11): 1048-1066.

12. ¡La vida *low carb* es ideal para todas las edades y géneros!

1. J Nutr 2014; 144(6): 876-880.
2. Cell Rep Med 2023; 4(12): 101324.
3. Exerc Sport Sci Rev 2013; 41(3): 169-173.
4. Intern Med 2014; 53(1): 13-19.
5. Br J Sports Med 2018; 52(6): 376-384.
6. Med Sci Sport Exerc 2019; 51(4): 798-804.
7. JAMA 2015; 313(24): 2421-2422.
8. Nutrients 2018; 10(5): 528.
9. Nutrients 2018; 10(5): 528.
10. JAMA 2017; 317(21): 2207-2225.

11. Diabetes Care 2021; 44(1): 280-289.
12. N Engl J Med 1991; 325(13): 911-916.
13. Nutr Rev 2021; 79(9): 988-1021.
14. J Clin Endocrinol Metab 2017; 102(3): 903-913.
15. Cell Metab 2019; 29(2): 231-233.
16. Nutrients 2018; 10(6): 669.
17. Nutrients 2017; 9(2): 146.
18. Fat Chance: Beating the odds against sugar, processed food, obesity, and disease. Robert H. Lustig (2012).
19. Int J Obes Relat Metab Disord 2002; 26(6): 770-777.
20. Nat Rev Endocrinol 2013; 9(8): 494-500.
21. Diabetes Care 2010; 33(10): 2169-2174.
22. J Alzheimers Dis 2009; 16(4): 677-685.
23. Diabetes Metab Res Rev 2013 Jul 18. Doi:10.1002/dmrr.2442.
24. JAMA 2006; 295(14): 1681-1687.
25. Diabetes Care 2010; 33(10): 2169-2174.
26. Biology (Basel) 2021; 10(3): 217.
27. Diabetes Metab Syndr 2020; 14(4): 395-403.
28. Cell 2015; 163(5): 1079-1094.

Esperamos que hayas disfrutado de *La fatiga por azúcar* y, si te ha gustado, nos encantaría que lo compartieras con tus amigos, familiares y todos aquellos que disfruten de un buen libro.

Te invitamos a que sigas explorando el fascinante mundo asiático con nosotros en **Neko Books**.